l'alimentation

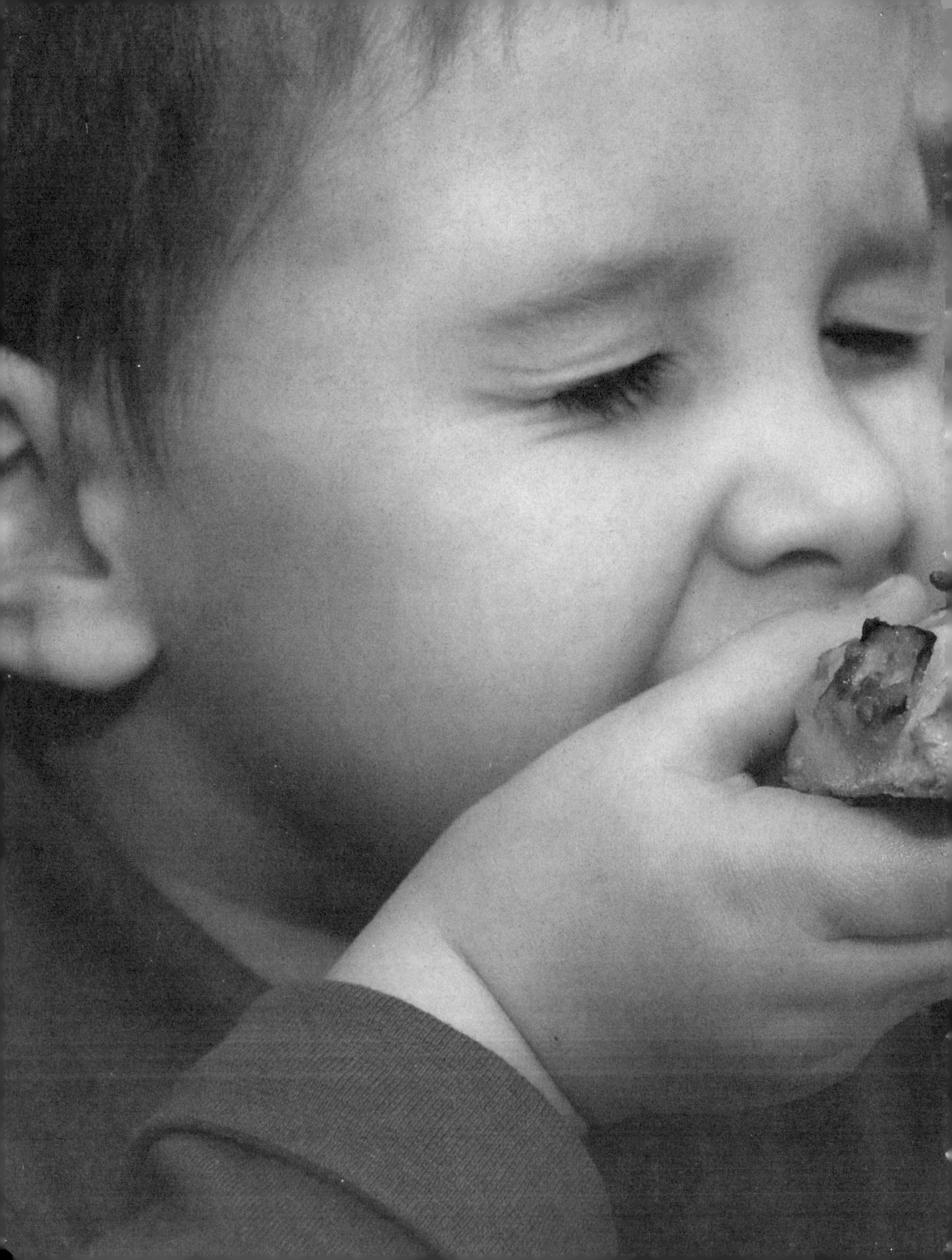

Madeleine Deny

l'alimentation

conseils et astuces au quotidien

les petits Guides parents

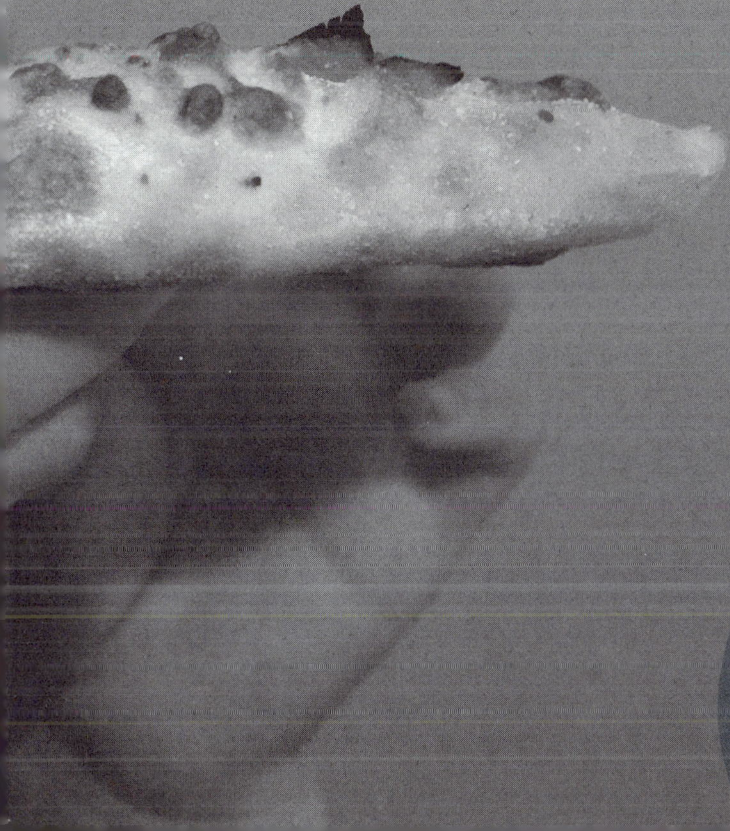

Nathan

collection

Des livres pleins de conseils, de bonnes idées et de coups de pouce réconfortants pour accompagner les parents au quotidien.

les petits Guides parents

Avec les collaborations d'experts :
Danièle Holtzer, diététicienne
Dr Prévost Jantchou, gastropédiatre
Dr Maria Nachury, gastroentérologue
Marie Repelin, enseignante en école élémentaire

ISBN : 978-2-09-278413-6

N° d'éditeur 10156584
Dépôt légal : mai 2009.
Imprimé en France par Laballery.
www.nathan.fr

avis aux petits gourmands

Vous devez parfois vous étonner de voir vos parents avoir en permanence un œil sur ce que vous mangez.

N'imaginez surtout pas qu'ils ne sont pas conscients de votre tendance à ne manger que vos aliments préférés.

Eux aussi ont été enfants, ont boudé les légumes verts, adoré la pizza et les chips, mangé des bonbons en cachette et râlé parce qu'ils ne pouvaient pas avoir trois desserts à la suite.

Soyez donc sûrs qu'ils comprennent vos refus de goûter à de nouveaux aliments, votre manque d'appétit (sauf au moment du dessert) et vos fringales.

Acceptez aussi qu'ils ne soient pas les parents parfaits, ceux qui vous laisseraient vous nourrir uniquement à votre idée et vous empiffrer sans rien vous dire.

Figurez-vous qu'ils se sont lancé un défi, celui de vous faire manger, comme eux, des repas sains et équilibrés pour que vous ayez la pêche du matin jusqu'au soir.

Une mission impossible ? Sûrement pas s'ils piochent dans ce livre ce qui leur convient le mieux pour vous donner de bonnes habitudes alimentaires.

Parents et spécialistes de l'enfance leur tendent la main, **laissez vos parents faire** un peu de « miam-thérapie » en leur compagnie...

Sauf si c'est juste le moment où vous avez besoin d'eux car votre ventre crie famine !

Sommaire

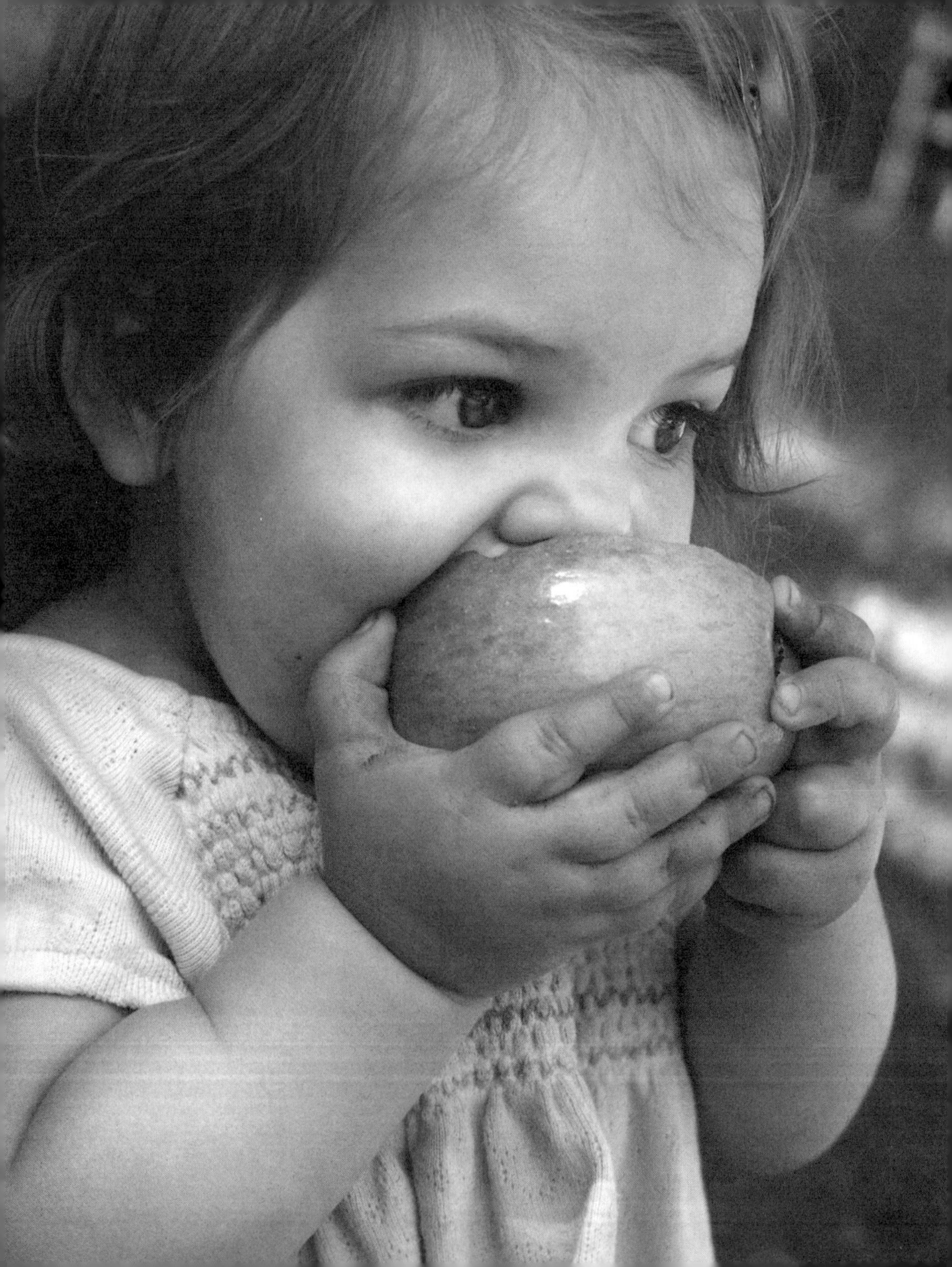

Introduction

Manger est un acte très ordinaire, et tout parent s'attend à ce que son enfant adopte naturellement les habitudes alimentaires essentielles à son bon développement. Mais les goûts de l'enfant et son envie de se faire plaisir en mangeant ne correspondent pas toujours à ce qui compose son menu ! C'est donc à vous de l'accompagner, de faire le lien entre sa santé et l'alimentation, de développer son goût et de canaliser ses excès de gourmandise... Une mission éducative qui est une des expériences les plus importantes et les plus passionnantes de la vie de parent.

Attentif à ses goûts, vous l'aiderez à dépasser ses réticences, à découvrir de nouveaux aliments tout en respectant certaines de ses aversions. Reste à lui mitonner quotidiennement la meilleure « sauce du monde », celle dont les ingrédients sont toujours les mêmes : de bons petits plats et de la bonne humeur à table !

Une alimentation saine et équilibrée pendant ses premières années contribuera à faire de votre enfant un adulte en bonne santé.

Règle d'or n° 1 : manger à heures régulières

Il faut avoir faim pour avoir de l'appétit ! C'est l'information essentielle à donner à votre enfant qui a tendance à grignoter à tout moment.

Règle d'or n° 2 : de la bonne humeur

L'ambiance détendue d'un repas familial, la variété des plats, les jolies présentations incitent les enfants à prendre leur temps pour manger. Une bonne habitude à adopter dès le plus jeune âge.

Règle d'or n° 3 : prendre son temps

Manger lentement est la base d'une bonne conduite alimentaire qui permet au cerveau de percevoir les signaux de satiété.

Manger, ça aide à bien grandir

Pour se développer et se dépenser sans compter, l'enfant puise toute son énergie dans son alimentation. Il est le meilleur juge pour déterminer la quantité de nourriture dont il a besoin, selon sa taille, son âge ou ses activités physiques. Écoutez-le et consacrez-vous exclusivement à la qualité des aliments que vous lui proposez en lui offrant une « assiette intelligente » qui devra combler ses dépenses énergétiques pour bien faire fonctionner la « machine ». Elle sera constituée d'aliments variés et équilibrés en glucides, lipides et protéines, ces bons matériaux qui en feront un athlète à la tête bien faite !

Croissance et développement optimal

En se nourrissant de façon équilibrée et variée, les enfants reçoivent toutes les vitamines et les minéraux dont ils ont besoin. Il faut aussi veiller à ne pas trop limiter les corps gras, source d'énergie nécessaire au développement du cerveau et du système hormonal de l'enfant, et veiller à certains besoins spécifiques : calcium et vitamine D pour une bonne croissance des os et des dents, et fer pour éviter les gros coups de fatigue.

Une alimentation saine et équilibrée, ça veut dire quoi ?

Manger des légumes verts, des fruits, du poisson, limiter les sucreries... Nous tous, parents, sommes de plus en de plus informés sur ce qui est bon ou mauvais pour la santé de nos enfants. Pour autant, n'essayons pas de transformer chaque repas en séance de diététique ! Il faut savoir que l'aliment parfait n'existe pas. Certains ont, en revanche, plus de qualités que de défauts. Ce sont, bien sûr, les fruits, les légumes, les produits laitiers frais (lait, yaourt, fromage blanc), les céréales, les poissons, les viandes et les légumes secs. Ces aliments peu ou pas transformés sont à privilégier, sans toutefois considérer les chips, le saucisson et le chocolat aux noisettes comme du poison ! N'en privez pas complètement votre petit gourmand. Offrez-vous le plaisir de voir briller ses yeux la première fois qu'il plongera le doigt dans un pot de pâte à tartiner, mais sachez aussi lui faire apprécier la saveur d'une pomme croquante, d'une petite tranche de gruyère ou d'un radis !

Quelques repères sur l'alimentation de son enfant

Voici le nombre de portions quotidiennes recommandées dans chaque groupe d'aliments en fonction de l'âge de l'enfant.

- légumes et fruits
- céréales, pommes de terre, légumes secs
- lait et produits laitiers
- viande, poisson, œufs
- huile et autres matières grasses

2-3 ANS

2 tasses de fruits ou de légumes frais	1 tasse 1/2 de légumes cuits ou de céréales ou 50 g de pain	1 tasse ou 50 g de fromage	1 tasse ou 50 g de viande ou 2 œufs	2 cuillères à soupe

4-7 ANS

2 tasses 1/2 de fruits ou de légumes frais	2 tasses de légumes cuits ou de céréales ou 50 g de pain	1 tasse ou 50 g de fromage	1 tasse ou 50 g de viande ou 2 œufs	2 cuillères à soupe

8-10 ANS

3 tasses de fruits ou de légumes frais	3 tasses de légumes cuits ou de céréales ou 50 g de pain	1 tasse ou 50 g de fromage	2 tasses ou 100g de viande ou 2 œufs	2 cuillères à soupe

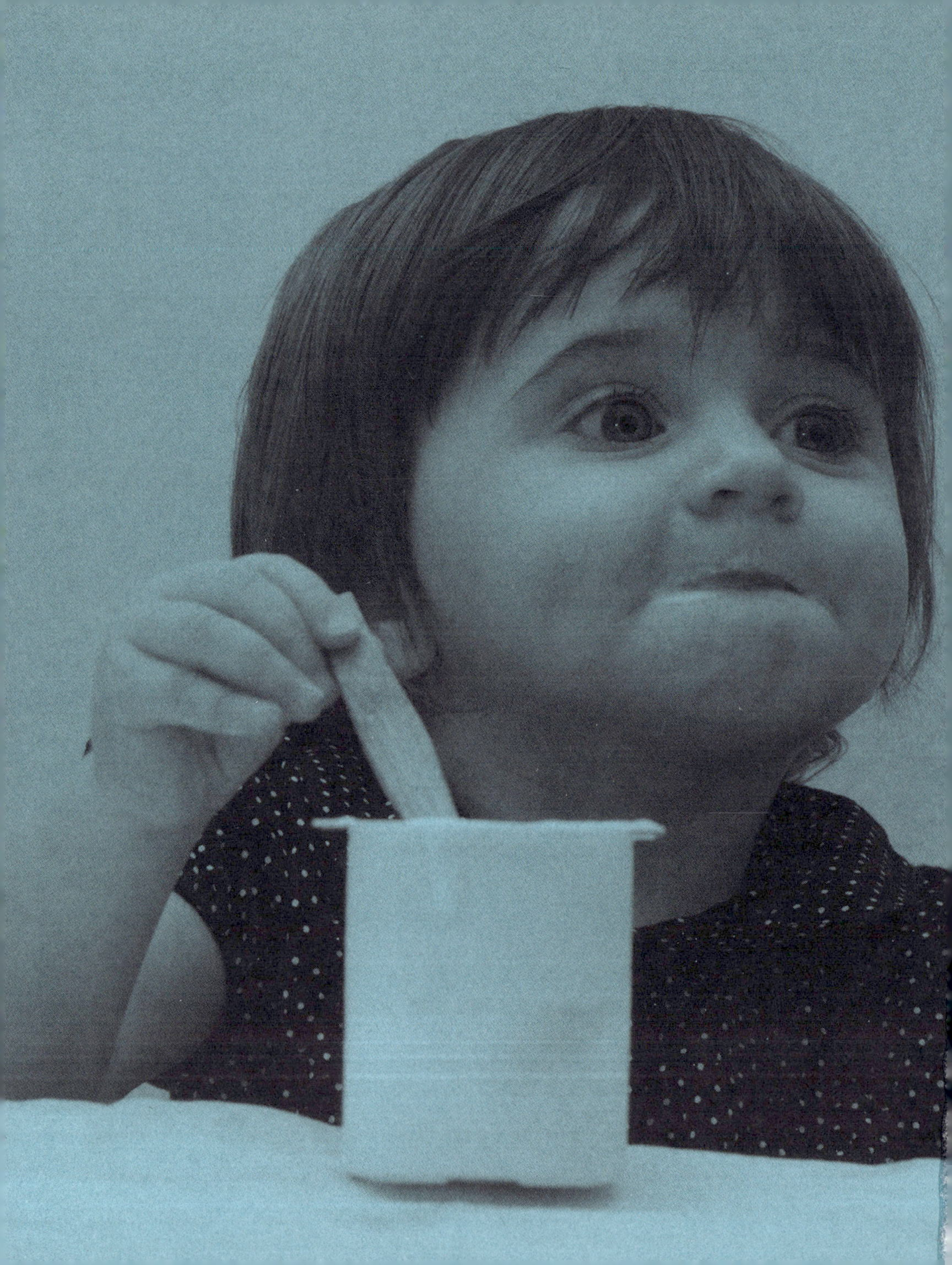

1-3 ans

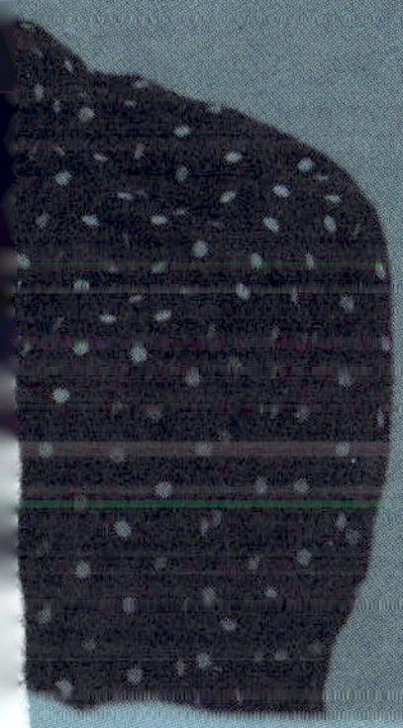

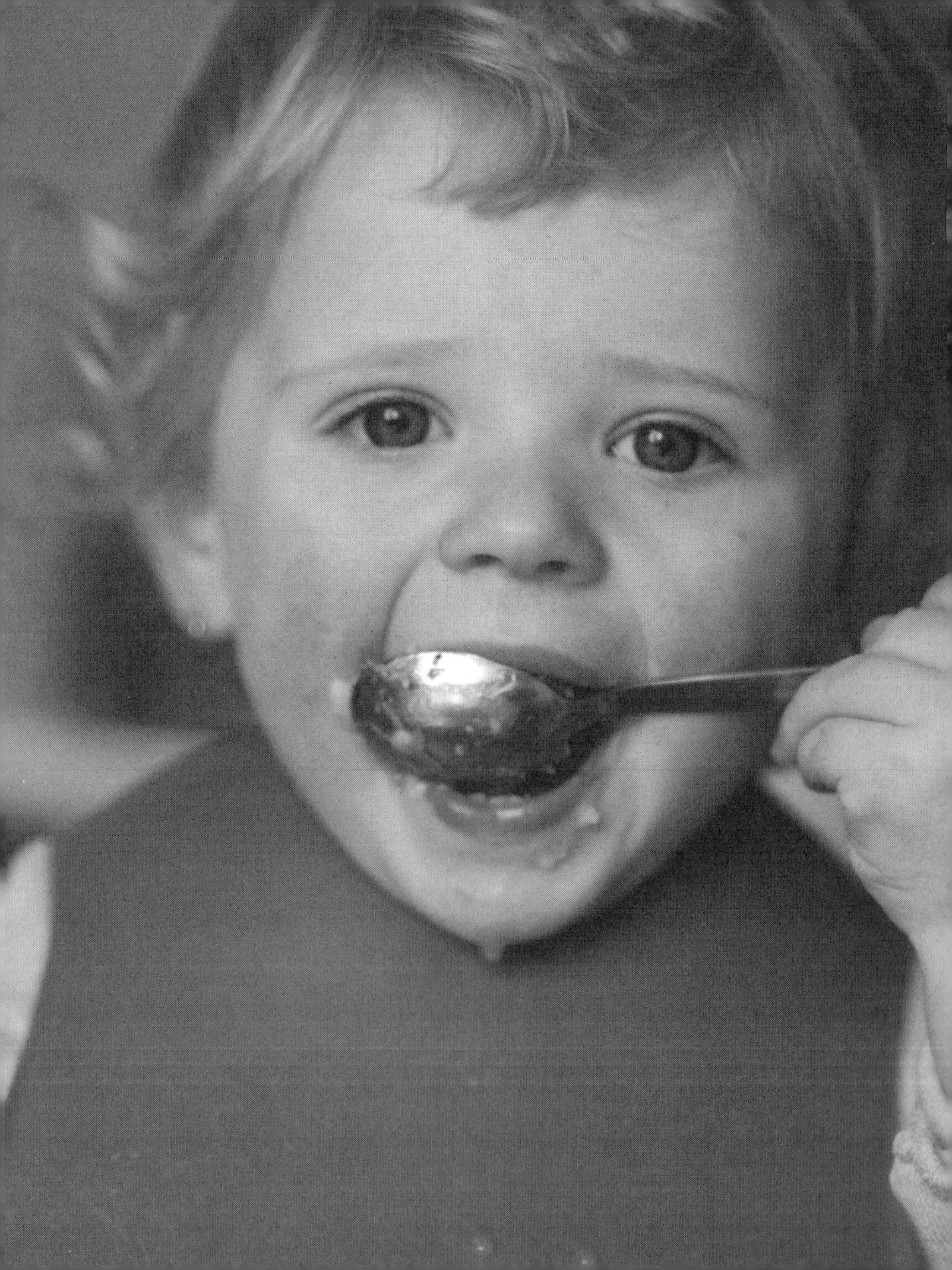

À chacun sa façon de manger…

CHAQUE PETIT ENFANT A SA FAÇON DE MANGER : l'un grignote du bout des lèvres, l'autre engouffre tout ce qui est dans son assiette, un autre enfin prend tout son temps pour déguster chaque bouchée… des facteurs dont vous devrez tenir compte pour mettre en place de bonnes habitudes alimentaires. Car c'est avec vous que votre enfant apprendra à bien manger, en vous regardant croquer de petits légumes tendres, saucer le fond d'un plat et faire du repas un moment vraiment convivial ! Et lorsque vous aurez converti, en douceur et par l'exemple, votre petit gourmet aux plaisirs gustatifs, soyez sûr qu'il ne finira plus son assiette pour vous donner satisfaction, mais uniquement pour se faire plaisir et bien grandir !

Bougeotte à table

Apprendre à rester assis pendant le repas

Inutile d'espérer que **Laura, 2 ans et demi**, reste assise à table plus de cinq minutes ! À peine a-t-elle avalé quelques bouchées qu'elle a déjà quitté sa chaise pour aller faire un tour ou se glisser sous la table. Et lorsque sa maman la rassoit et lui tend une cuillère de purée au jambon, Laura l'enfourne comme une ogresse avant de s'échapper de nouveau. Un petit jeu qui l'amuse beaucoup et exaspère les membres de sa famille.

« Quand on est à table c'est pour manger et pas pour jouer, et tu vas voir que tu peux, comme nous, rester assise pendant presque tout le dîner », annonce la maman au début du repas suivant. Il faut dire qu'elle a organisé un programme chargé pour la petite « gigoteuse » ! Tous les convives lui parlent, lui posent des questions comme à une grande sur son emploi du temps de la journée. Ils lui demandent également de menus services : distribuer le pain, les cuillères pour le dessert, avertir lorsque la minuterie du four sonne... Des petites missions excitantes qui feront que le repas se passera sans aucune course-poursuite !

C'EST AUX PARENTS de créer une bonne ambiance à l'heure du repas, car le plaisir d'être ensemble à table et l'appétit vont de pair ! Mais veillez quand même à limiter l'attente entre les plats et le temps passé à table. Rester assis durant trente minutes lorsqu'on est petit est déjà un bel exploit !

Pour le petit enfant,
le repas pris en famille est :
- un jeu relationnel où il teste ses parents ;
- un moment ludique où manger n'est pas toujours sa priorité ;
- un apprentissage de la sociabilité.

Les doigts dans le plat !

Encourager l'autonomie

Mathias, 15 mois, veut manger tout seul. Un exercice périlleux où la cuillère se noie souvent au fond de l'assiette de soupe ou dans le yaourt. Et, quand sa maman veut lui donner un coup de main ou essuyer la figure barbouillée, cela déclenche une terrible crise de colère qui coupe immédiatement l'appétit du petit garçon !

Lassée de le voir pleurer à chaque fin de repas, et de laver la tablette de la chaise haute transformée en pataugeoire, sa maman adopte une autre tactique. Elle ne lui sert plus que des mini-portions et le ressert plusieurs fois. Le jambon est détaillé en fines lanières, la soupe et le yaourt sont versés en petite quantité dans un bol, la tartine de fromage fondu et les fruits sont coupés en petits dés. Ce raffinement du service est efficace. Il permet au petit gourmet de manger avec ses doigts tout ce qui se prend facilement, et de se servir de sa cuillère avec efficacité et sérénité !

Quand la coordination œil-main n'est pas encore maîtrisée, c'est par le contact direct avec la nourriture que l'enfant apprend à affiner ses gestes. C'est pourquoi il faut lui faciliter la tâche et le laisser libre de manger avec ses doigts. Son assurance à porter avec les doigts les aliments à sa bouche l'aidera à savoir manier plus rapidement la cuillère et la fourchette.

Les mots qui font du bien

« **Tu te débrouilles très bien » plutôt que : « Manger avec les doigts, c'est sale ! »**

« Est-ce que tu as envie de cette dernière cuillère de purée ? » plutôt que : « Si tu finis cette dernière cuillère, je te fais un gros bisou. »

« Je crois bien que tu t'es régalée ! » plutôt que : « Tu es une gentille petite fille, tu as tout fini ! »

Une cuillère pour maman ? pour papa ?

Laisser l'enfant manger à sa faim

Paul, 2 ans, est en pleine période d'opposition et c'est particulièrement au cours des repas qu'il use de son nouveau pouvoir. Il commence à manger de bon cœur, puis à la quatrième bouchée ou à l'avant-dernière, il soude ses lèvres et refuse d'avaler quoi que ce soit, malgré les efforts de sa sœur qui tente de le distraire en faisant l'avion avec la cuillère de pâtes.

« Mauvaise idée, s'exclame le papa. Chez nous, on ne force pas les enfants à manger, on mange pour le plaisir. » Et, sans plus de commentaires, il retire l'assiette à moitié pleine de Paul, lui fait boire un peu d'eau et lui donne son dessert. La petite bouche, si énergiquement fermée, se détend et l'attitude défensive du petit garçon disparaît. Il se régale alors d'un yaourt bien frais suivi d'une compote, puis termine le morceau de pain entamé du papa. Des aliments à son goût « du jour » qui vont passer tout seuls, et amplement remplir son estomac !

Tous les parents sont angoissés à l'idée que leur enfant ne mange pas suffisamment. Pourtant, forcer un enfant à manger est le meilleur moyen de renforcer son attitude d'opposition. Mieux vaut adopter l'attitude positive qui consiste à retirer l'aliment refusé sans montrer de contrariété et à passer au plat suivant. Toutes les tentatives pour l'obliger à manger, même les plus ludiques comme la cuillère-avion, amènent l'enfant à se sentir trompé et à se méfier de la nourriture.

bon à savoir

La bouche est une partie du corps importante et vulnérable, qu'il faut respecter. Elle est en première ligne dans la formation du goût (et des dégoûts).

testé et approuvé

■ Pour éviter que votre enfant ne fasse trop tomber d'aliments de son assiette, faites de petites portions. Donnez-lui à boire sa soupe dans une petite tasse, remplissez sa cuillère puis posez-la dans l'assiette pour qu'il puisse la porter tout seul à sa bouche.

■ Dès qu'il mange seul, donnez-lui des aliments qu'il peut prendre avec les doigts : céréales sèches, allumettes de jambon, pomme râpée. Posez aussi une cuillère à côté de son assiette, il pourra s'exercer à manger avec elle s'il le souhaite.

■ Pour ne pas être contrarié chaque fois qu'il fait tomber de la nourriture sur le sol, placez sous sa chaise un petit tapis facile à nettoyer.

■ Lorsque votre enfant est en pleine période d'opposition, évitez les confrontations à l'heure du repas. Plutôt que de le voir dire non à tout ce que vous lui proposez, laissez-le faire certains choix. Veut-il plus de jambon ou de purée ? du sucre ou de la confiture dans son yaourt ? boire sa soupe dans une tasse ou la manger avec une cuillère ?

■ Tout le repas doit se prendre à table. Ne soyez pas tenté de laisser votre enfant quitter la table entre deux plats pour se dégourdir les jambes, ou avec le morceau de fromage à la main.

■ N'oubliez pas que votre enfant est un très bon observateur. Si vous vous levez de table au cours du repas pour répondre au téléphone ou ranger la cuisine, il comprendra qu'il peut faire comme vous et commencer d'autres activités plutôt que de rester à table jusqu'à la fin du repas.

■ Inutile de le féliciter lorsqu'il mange bien, ou de le gronder dans le cas contraire. Ne le laissez pas non plus « ruminer » la nourriture qui ne passe pas, au risque de l'en dégoûter. Au bout de cinq à dix minutes, retirez l'assiette et passez au plat suivant.

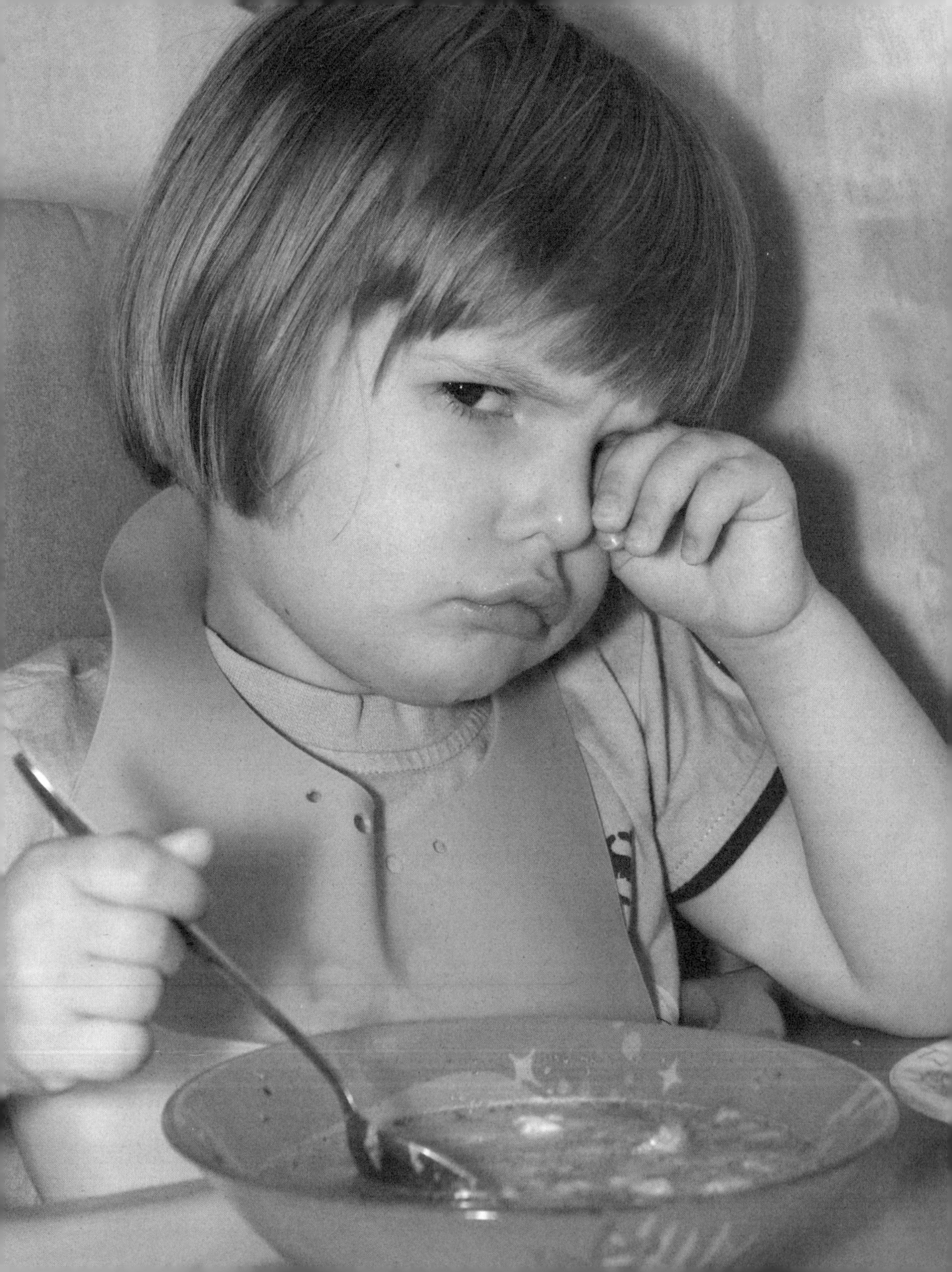

Les petits mangeurs difficiles

LE COMPORTEMENT ALIMENTAIRE du petit enfant est souvent déroutant pour ses parents. Ils sont très fiers de voir leur petit gourmand se régaler de haricots verts que, quelque temps plus tard, il se met soudain à détester… Surgit alors une passion pour le fromage, mais, après une semaine de délices, l'enfant hurle de dégoût si on lui en propose. À nous, parents, d'accepter sereinement ces petites extravagances et de les considérer comme des essais gustatifs plutôt que comme des actes de rébellion. La plupart des petits ont des goûts très changeants et tout l'art consiste à ne pas en faire un drame. Ce seront en effet ces premiers repas sans conflits inutiles qui en feront à coup sûr, un peu plus tard, de fins gourmets, toujours contents de passer à table !

Beurk, maintenant je déteste ça !

Favoriser son appétit

Arthur, 3 ans, fait la fierté de ses parents. Il mange du poisson, des légumes verts, des fruits, goûte à tous les fromages, même les plus forts... mais ses goûts changent à toute allure. Son papa en fait les frais en lui préparant un soir son entrée préférée : une petite salade verte avec un œuf dur émietté. La vue de la salade « révulse » soudain le petit garçon, qui veut des to-ma-tes !

Son papa reste zen. Ses trois autres enfants ont tous eu à cet âge leur période de mangeur difficile et aucun d'eux, même en se couchant parfois le ventre creux, n'est mort de faim ! Ce soir-là, Arthur sort donc de table très peu nourri. Dès le lendemain, son papa adapte le repas pour calmer le jeu. L'entrée est « variée » : deux tomates-cerises, un demi-œuf dur, un petit morceau de thon, et les pâtes qui suivent sont servies en petites portions. C'est à Arthur de demander qu'on le resserve. Il ne s'en prive pas et reprend trois fois des coquillettes en les accompagnant des tomates délaissées au début du repas... car, à ce moment-là, il ne les aimait pas !

LES MEILLEURS coupe-faim sont les pleurs ! Il est donc important de réussir le moment du repas, en les évitant et en acceptant que les petits enfants forment leur goût par à-coups avec un appétit souvent en dents de scie. Il ne faut cependant pas laisser à l'enfant le rôle du « client difficile » et accepter de remplacer un plat refusé par un autre. S'il délaisse un plat un jour, il mangera mieux le lendemain et retrouvera vite le plaisir de se régaler !

bon à savoir

Manger est un jeu de pouvoir pour l'enfant : « Même si je dépends de toi pour me nourrir, c'est moi qui décide ou non d'ouvrir la bouche. »

Ça passe tout seul ?

Nouvelles textures et petits morceaux

La maman d'**Anaïs, 18 mois**, se souviendra toujours de la première fois où elle a donné à sa fille ses premiers morceaux de poulet. Anaïs a enfourné un petit morceau de viande, mastiqué, puis en a pris un autre, encore un autre, puis est soudain devenue toute rouge, avant de tout recracher ! ! ! Cette sensation a marqué la petite fille, qui refuse désormais la nourriture en morceaux.

C'est tout en douceur que sa maman va s'employer à gommer cette mauvaise expérience. Dans un premier temps, la viande est hachée et seuls les légumes sont en petits morceaux. Avant de les donner à manger à Anaïs, sa maman les écrase à la fourchette devant elle, en les mélangeant avec la cuillère de lait qui va les faire glisser facilement. Quelques jours plus tard, elle tentera sa chance avec la viande : son petit morceau de steak tendre sera lié au jus de cuisson et tranché si finement que la petite pourra le prendre avec les doigts et le grignoter en toute sécurité.

Les petits mangeurs difficiles ont souvent eu de mauvaises expériences alimentaires qui ont provoqué des sensations désagréables. C'est pourquoi il est judicieux de leur redonner immédiatement confiance en leur proposant sous une présentation différente, des aliments qu'ils n'ont pas aimés.

L'enfant mange plus facilement comme les grands :

- *s'il ne se sert pas pendant trop longtemps des ustensiles pour bébés (cuillère spéciale pour lui éviter de tourner le poignet, verre antigouttes), qui vont ralentir l'apprentissage de ses habiletés motrices ;*
- *si on lui propose des textures variées, tout en veillant à lui offrir des aliments faciles à mastiquer.*

Soupe à la grimace !

Former son goût

Laura, 18 mois, oppose un non catégorique à tout autre aliment que les petits plats en barquette et les biscuits industriels. Purée, soupe maison, elle recrache tout… sans parler des fruits, dont elle a horreur. Une situation qui désole sa maman, « fine cuisinière », qui sait que, en revanche, sa petite fille dévore à la crèche !

La transformation des menus de la petite fille va s'opérer en douceur. La maman commence par les desserts : de petits morceaux de banane sont mélangés à la compote industrielle, et le fromage blanc est agrémenté de fraises au sucre, finement tranchées. Ces ajouts passent tout seuls ! Ce qui encourage la maman à poursuivre en incorporant graduellement de petites portions de plats « faits maison » aux aliments qui sont familiers à la petite fille. Peu à peu, Laura prendra goût à sa nouvelle alimentation et oubliera ses aliments de « bébé » l'un après l'autre.

Les aliments « tout prêts », bien pratiques pour nourrir les bébés, ont souvent des goûts très éloignés de ceux des aliments non transformés. Et l'on peut comprendre que les petits gourmands aient besoin de temps pour adapter leurs papilles aux préparations maison. Il faut donc multiplier les tentatives, sans se décourager ! Car c'est parfois au bout de dix essais que l'enfant va se mettre à apprécier un aliment !

bon à savoir

Poisson, fruits, légumes verts… si les aliments frais sont consommés régulièrement par les parents, les chances de voir leur enfant en manger sans rechigner augmentent sensiblement.

testé et approuvé

■ Veillez à ce que votre enfant mastique bien ses aliments avant de l'autoriser à porter un autre morceau à sa bouche. Mimer la mastication l'incitera aussi à ne pas avaler ses morceaux tout ronds. S'il mange trop rapidement, faites-le « parler » entre chaque bouchée afin d'adopter un rythme plus lent.

■ S'il mange très lentement, c'est peut-être pour profiter de votre présence. Pour accélérer le rythme, instaurez un petit rituel agréable en lui proposant une mini-activité dès le repas terminé (une petite histoire, une comptine mimée, un concours de « Je te tiens, tu me tiens par la barbichette »).

■ Quand vous lui donnez à manger, ne posez pas la cuillère contre son palais au risque de provoquer chez lui un réflexe révulsif, mais posez-la délicatement sur sa lèvre inférieure.

■ Pour que la nourriture passe toute seule dans sa gorge, servez les pâtes et les légumes bien cuits, liez les aliments un peu secs avec du bouillon ou du lait, et ne remplissez jamais sa cuillère à ras bord.

■ Ne le laissez pas jouer avec ce qu'il a dans son assiette. S'il ne mange plus, c'est qu'il n'a plus faim. Le mieux est de retirer l'assiette sans faire de commentaires.

■ Ne le perturbez pas en l'essuyant en permanence, en ramassant ce qui tombe de son assiette. S'il mange seul avant les autres, ne laissez pas ses frères et sœurs le distraire ou jouer près de lui pendant qu'il prend son repas.

■ Servez-lui de petites portions. Ce sera plus agréable de le resservir s'il a encore faim que de jeter le contenu de son assiette aux trois quarts pleine.

■ Évitez de ne parler que de ce qu'il a dans son assiette. Faire la conversation en parlant de choses et d'autres évite à l'enfant de remarquer les petits détails risquant de le contrarier : la serviette qui le serre, le plat qui n'est pas trop à son goût...

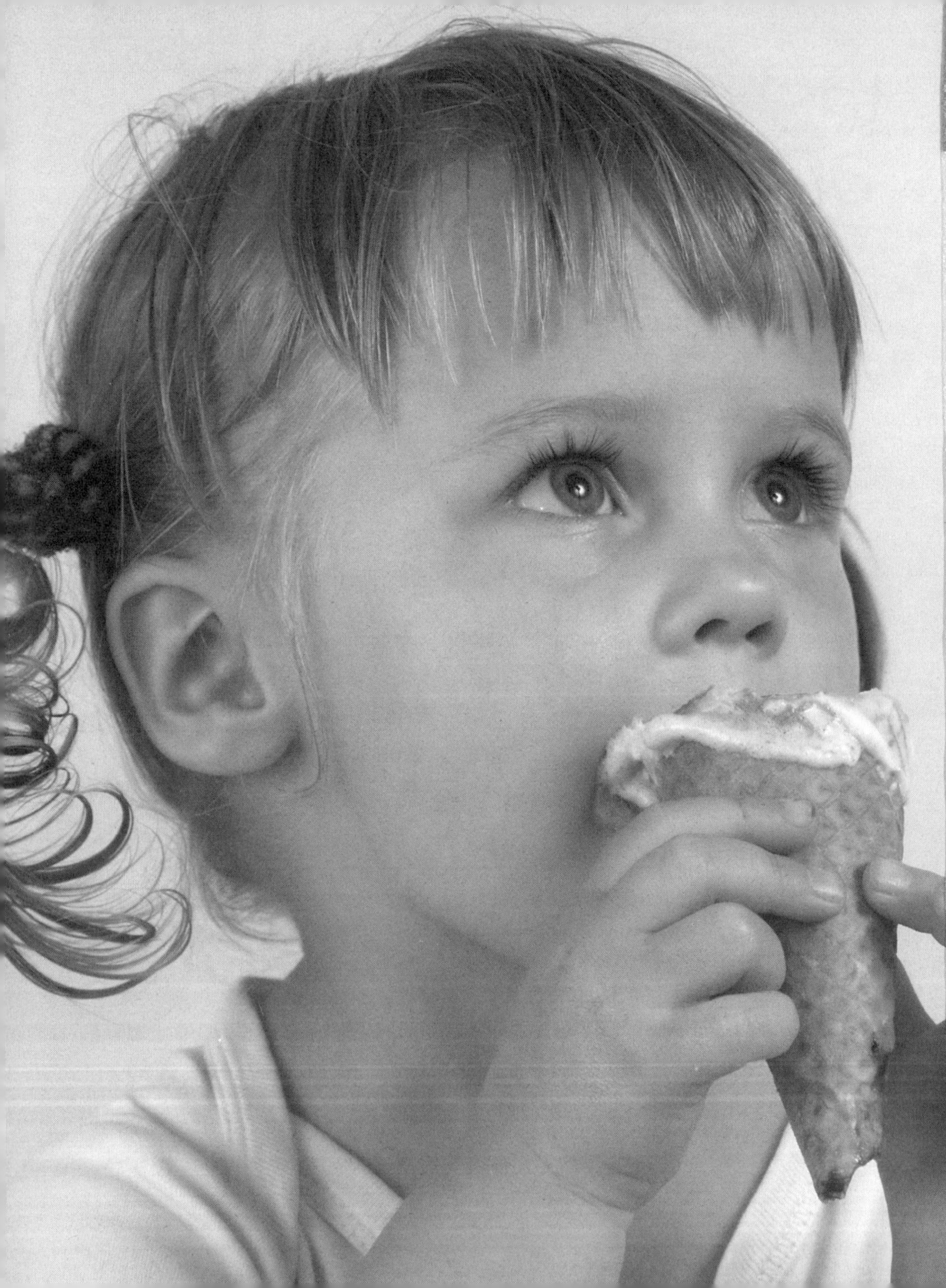

Les en-cas entre les repas

L'APPÉTIT DES PETITS EST FRAGILE et, lorsqu'ils n'ont pas bien mangé lors d'un repas, les collations sont souvent les bienvenues pour calmer les petites faims et redonner la pêche ! Mais il faut savoir limiter les pauses gustatives. Le jus de fruits après avoir joué au ballon, le morceau de pain en sortant de la boulangerie, le biscuit après un gros malheur, les becquées pendant le repas des grands... les tentations sont nombreuses. Attention, les gourmands vont en profiter pour vous tester ! Saurez-vous leur résister ? Bien sûr que oui, car vous allez, avec bon sens, satisfaire leurs besoins en petite boisson tonique ou biscuit revigorant seulement lorsque c'est réellement nécessaire !

Des biscuits plein les poches !

Grignoter pour se distraire

Arturo, 2 ans, fait beaucoup de trajets en poussette, pour aller à la crèche, accompagner sa sœur à l'école ou au judo... Dès qu'il est installé, il réclame un gâteau à grignoter et se met à hurler si on lui refuse son petit en-cas de poussette parce que l'heure d'un repas approche.

Pour que cela cesse, le papa d'Arturo fait le grand « ménage » de la poussette. Les paquets de biscuits, les gourdes de compote sont retirés du panier. Et c'est parti pour tester une journée sans mini-goûters ! Le trajet pour aller à la crèche est un peu pénible, car Arturo est furieux de ne pas avoir le yaourt à boire dont il a envie. Lors des sorties suivantes, il est prévenu qu'il est inutile de réclamer à manger, car il n'y a désormais plus de nourriture dans la poussette. Mais il y a mieux ! À chaque sortie, Arturo a droit désormais à un petit jeu surprise : une chanson à deux voix avec son papa, des séances de « gym poussette » au cours desquelles il doit pédaler dans le vide pendant que sa maman compte jusqu'à dix, le jeu du coucou-caché avec son bonnet, etc. Des activités qui lui feront vite oublier ses envies de grignotage.

Ce n'est pas toujours parce qu'il a faim que l'enfant mange, mais souvent parce qu'il s'ennuie. L'association qui se crée dans son cerveau entre ennui et nourriture risque de l'amener à compenser de la même façon quand il sera plus grand. Le jeu est la meilleure activité de remplacement pour le nourrir... affectivement et lui prouver que s'amuser avec papa ou maman est cent fois mieux que manger un biscuit !

À l'âge où l'enfant commence à savoir réclamer ses aliments préférés, leur consommation trop fréquente peut :

- *dérégler les signaux de faim et de satiété ;*
- *lui faire adopter le réflexe de manger à la moindre émotion négative.*

Appétit d'oiseau

L'en-cas équilibré

Nadia, 2 ans et demi, mange très peu à l'heure des repas en ce moment. Elle ne se nourrit qu'avec ses aliments passion : de la salade verte et des clémentines ! Résultat, elle a un peu « mal au ventre » !

Sa maman respecte le peu d'appétit de la demoiselle pendant les repas. Mais elle s'emploie au moment du goûter à rééquilibrer son régime alimentaire « tout en fruits et légumes ».
La collation du goûter est, sans être trop copieuse, un vrai petit pique-nique : biscuits, tranchettes de pain de mie tartinées de fromage, lamelles de jambon, yaourt à boire... Le goûter sucré-salé est laissé à la disposition de la petite, qui picore pendant une demi-heure tout en jouant. L'en-cas bien pensé apporte l'énergie dont Nadia a besoin pour bien finir sa journée et comble le manque d'éléments nutritifs qui crée les petits soucis intestinaux !

Les enfants en pleine croissance ont besoin de trois repas et de deux collations par jour. Ces cinq repas doivent leur apporter tous les éléments nutritifs dont ils ont besoin dans une journée. Et il n'y a aucune contre-indication à proposer à son enfant de manger du jambon au goûter et de remplacer sa portion de laitage du matin par des céréales au lait en guise de dessert le soir.

bon à savoir

Les collations hors repas devraient représenter à elles seules 25 % des apports énergétiques et nutritifs journaliers.

Petites becquées... de trop

Manger pour attirer l'attention

Les parents de **Louison, 3 ans**, une petite fille tout en rondeurs, s'amusent de voir la gourmande goûter à tout ! Elle s'invite régulièrement, après son dîner, au repas des grands. Et tous lui donnent facilement la becquée. « Elle fait un deuxième dîner », signale un jour sa grande sœur, incollable sur tout ce qui concerne la diététique.

« On va modifier cela », annonce la maman qui réalise tout ce que Louison ingurgite en passant d'un convive à l'autre. Elle explique dès le lendemain à sa petite fille que la nourriture se prend toujours assis à table. Elle lui propose donc de manger son dessert avec les grands, mais à deux conditions : qu'elle n'en ait pas à son dîner et qu'elle ne picore rien d'autre pendant le repas des grands. Ce « marché » fera vite cesser les dégustations du soir... Car Louison, lassée d'attendre son dessert, préférera le prendre à son dîner et jouer quand ses parents sont à table.

Grignoter pour attirer l'attention est un comportement qui n'a rien à voir avec la faim, et vient souvent combler un sentiment de solitude. Des aliments « en trop » que l'enfant va stocker et qui pourront contribuer à l'installation d'un excès de poids. Les premières années sont en effet déterminantes dans la prédisposition à l'obésité.

Les bases de l'éducation alimentaire :

- *proposer des aliments sains ;*
- *offrir à son enfant les portions adaptées à son âge ;*
- *le laisser libre de refuser de manger s'il n'a plus faim ;*
- *savoir le stopper s'il mange au-delà de ses besoins ;*
- *laisser en dehors des repas les tensions familiales.*

testé et approuvé

■ Évitez de proposer à votre enfant un grand verre d'eau avant le dîner. L'estomac rempli, il risquerait de ne plus avoir d'appétit. En revanche, il ne faut pas hésiter à lui proposer au début du repas des fruits et des légumes crus (petits dés de tomate ou d'orange).

■ Réclamer à boire à table est souvent un jeu. Ne laissez pas la carafe d'eau devant votre enfant et attendez le milieu du repas pour lui proposer de boire. Par contre, faites-lui terminer son repas par un grand verre d'eau.

■ Le pain est un excellent aliment, mais très nourrissant et qui se mange sans faim. Donnez-le plutôt à la fin du repas.

■ Prévoyez un délai de deux heures entre une collation et un repas pour que l'enfant ait à nouveau de l'appétit, et, s'il a soif dans la journée, donnez-lui seulement de l'eau.

■ Même s'il a très peu mangé à midi, n'avancez pas l'heure du goûter. Proposez-lui en revanche, dès son réveil de la sieste, un petit jus d'orange pour lui donner un peu d'énergie en attendant son goûter.

■ À une période cruciale où l'enfant forme ses goûts et adopte les bonnes habitudes alimentaires, préparez-lui des collations avec des produits frais non transformés : un yaourt sucré avec un peu de miel ou une cuillère de confiture plutôt qu'un yaourt industriel aromatisé, du pain de campagne beurré plutôt qu'un pain au chocolat acheté à la boulangerie, très riche en graisse et trop sucré.

■ Respectez les horaires des repas. Un retard de trente minutes peut entraîner un gros coup de fatigue qui va facilement couper l'appétit de votre enfant ou l'amener à être de mauvaise humeur au moment de passer à table.

Questions aux experts

Danièle Holtzer, diététicienne

Les enfants de moins de 3 ans sont-ils plus susceptibles de développer des allergies alimentaires ? D'où viennent-elles ? Faut-il éviter certains aliments ?

À la naissance, on peut avoir un terrain atopique et par la suite devenir allergique à tout âge, mais on sait que les allergies alimentaires sont beaucoup plus fréquentes chez l'enfant que chez l'adulte. Les aliments les plus incriminés sont les œufs, le lait, l'arachide et les fruits à coque.

La sensibilisation à l'allergène s'acquiert probablement *in utero* ou à tout âge après la naissance et peut s'exprimer par une manifestation allergique (eczéma, problèmes digestifs...), après contact avec un allergène alimentaire.

Actuellement (sauf en cas d'allergie avérée), tous les aliments habituellement consommés par la famille doivent être introduits progressivement, entre 5 et 6 mois et avant 9 mois.

Seule l'introduction d'arachide et des fruits à coque, réputés très allergisants et qui n'ont pas d'intérêt nutritionnel, peut être retardée après l'âge de 3 ans.

Le fer est essentiel à la croissance. Quels sont les aliments qui en contiennent le plus ? Certaines associations avec d'autres aliments facilitent-elles son assimilation ?

Dans les premières années de la vie, les besoins en fer sont importants (environ 7 mg/j). Les réserves en fer sont directement dépendantes de l'apport alimentaire. C'est pourquoi les laboratoires de laits infantiles ont enrichi leurs formules en fer. Ces formules peuvent être proposées au moins jusqu'à 3 ans. Elles représentent la majorité des apports en fer. Dès que l'enfant a une alimentation variée, le fer héminique (présent dans l'hémoglobine et la myoglobine, c'est-à-dire dans le sang de la viande) est bien absorbé, à la différence du fer non héminique – présent dans les légumes, légumes secs, céréales infantiles, céréales complètes, fruits secs –, qui est moins bien absorbé. L'absorption du fer non héminique varie selon l'aliment dans lequel il se trouve. Les fruits et légumes riches en vitamine C la favorisent.

Est-ce que la consommation de calcium a un impact réel sur la croissance ?

Depuis la naissance jusqu'à la fin de l'adolescence, le calcium est indispensable à la croissance osseuse.
L'organisme a également besoin de phosphore et de vitamine D pour améliorer l'absorption et la déposition du calcium au niveau de l'os. La carence en calcium ralentit la croissance du squelette en réduisant la masse de tissu osseux et peut mener au rachitisme. Le capital osseux acquis en fin de croissance prévient aussi le risque ultérieur d'ostéoporose.

Les produits laitiers représentent une classe d'aliments bien adaptés pour répondre aux besoins de calcium.
Les recommandations conseillent un produit laitier par jour. Cet apport calcique représente au minimum 500 mg par jour chez le nourrisson et 1 200 mg par jour chez l'adolescent.

Certains produits sont enrichis en vitamines – comme le lait de croissance. Faut-il les privilégier ? Qu'en pensez-vous ?

Les laits de croissance sont non seulement enrichis en vitamine D mais également en fer et en acides gras essentiels avec par ailleurs une faible teneur en protéines. Ils sont à privilégier chez l'enfant à partir de 1 an et ceci jusqu'à 3 ans pour un apport de 500 ml par jour au maximum.
Dans la mesure où l'enfant n'a pas encore une alimentation couvrant tous ses besoins, l'intérêt du lait de croissance par rapport au lait de vache est réel : il est plus adapté en protéines (moins riche que le lait de vache), il est équilibré en lipides avec adjonction d'acides gras essentiels indispensables à la croissance, dans des proportions bien adaptées.

Dr Prévost Jantchou, gastropédiatre

Que faire face à un tout petit mangeur qui est sous les moyennes des courbes de poids ?

L'appétit et les goûts sont variables d'un enfant à l'autre. Il est important de tenir compte de la forme générale de la courbe de croissance : poids et taille. Un petit mangeur qui poursuit une croissance pondérale régulière sans cassure, même s'il reste légèrement au bas des courbes de croissance, ne devrait pas être inquiétant. L'examen clinique normal et le suivi médical régulier permettront de rassurer les parents. Il convient dans ce cas d'éviter le « forcing » alimentaire qui risque de créer des situations de blocage complet vis-à-vis des repas.

Comment réagir face à un tout-petit qui réclame des portions de grand et veut manger presque sans arrêt ?

Les besoins quotidiens sont très différents d'un enfant à l'autre en fonction du rythme de vie et des activités physiques de chacun. Il est important d'éviter la suralimentation, facteur de risque d'obésité ultérieur (surtout en cas de terrain familial).

L'équilibre alimentaire nécessite de répartir les repas en quatre prises quotidiennes, si l'on prend en compte le goûter. Le plus important, c'est surtout que l'enfant grandisse à son rythme en suivant une courbe de corpulence correcte.

Dans l'alimentation habituelle, on peut aussi intégrer des aliments de plus faible densité énergétique, ce qui permet d'augmenter le volume des repas. Par exemple, une purée de légumes, des légumes cuits, un potage, ou des crudités avec des fruits frais ou une compote nature. Et enfin, un fromage frais ou du lait demi-écrémé.

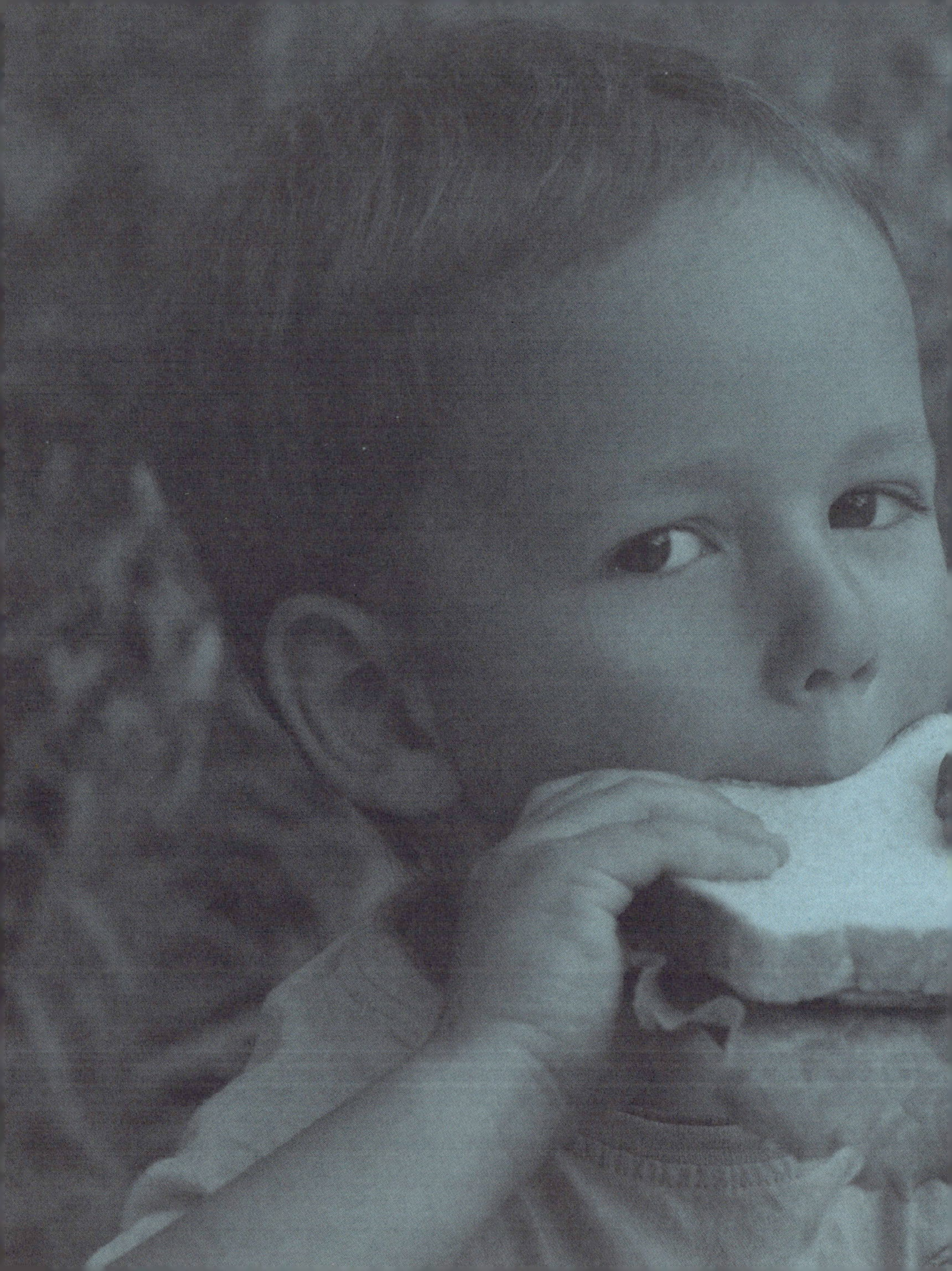

3-6 ans

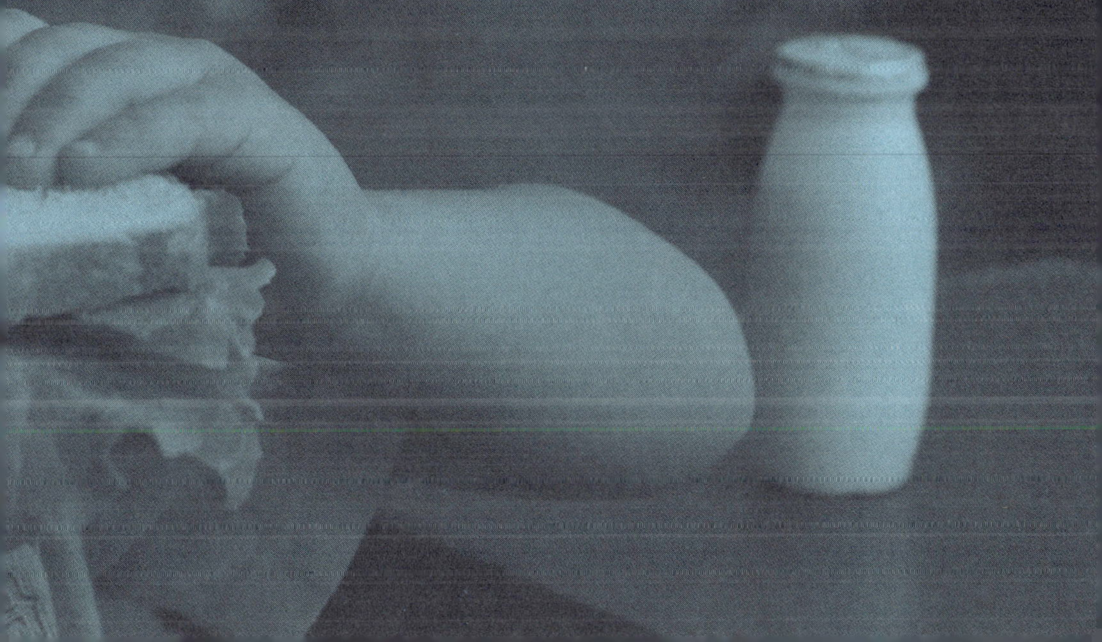

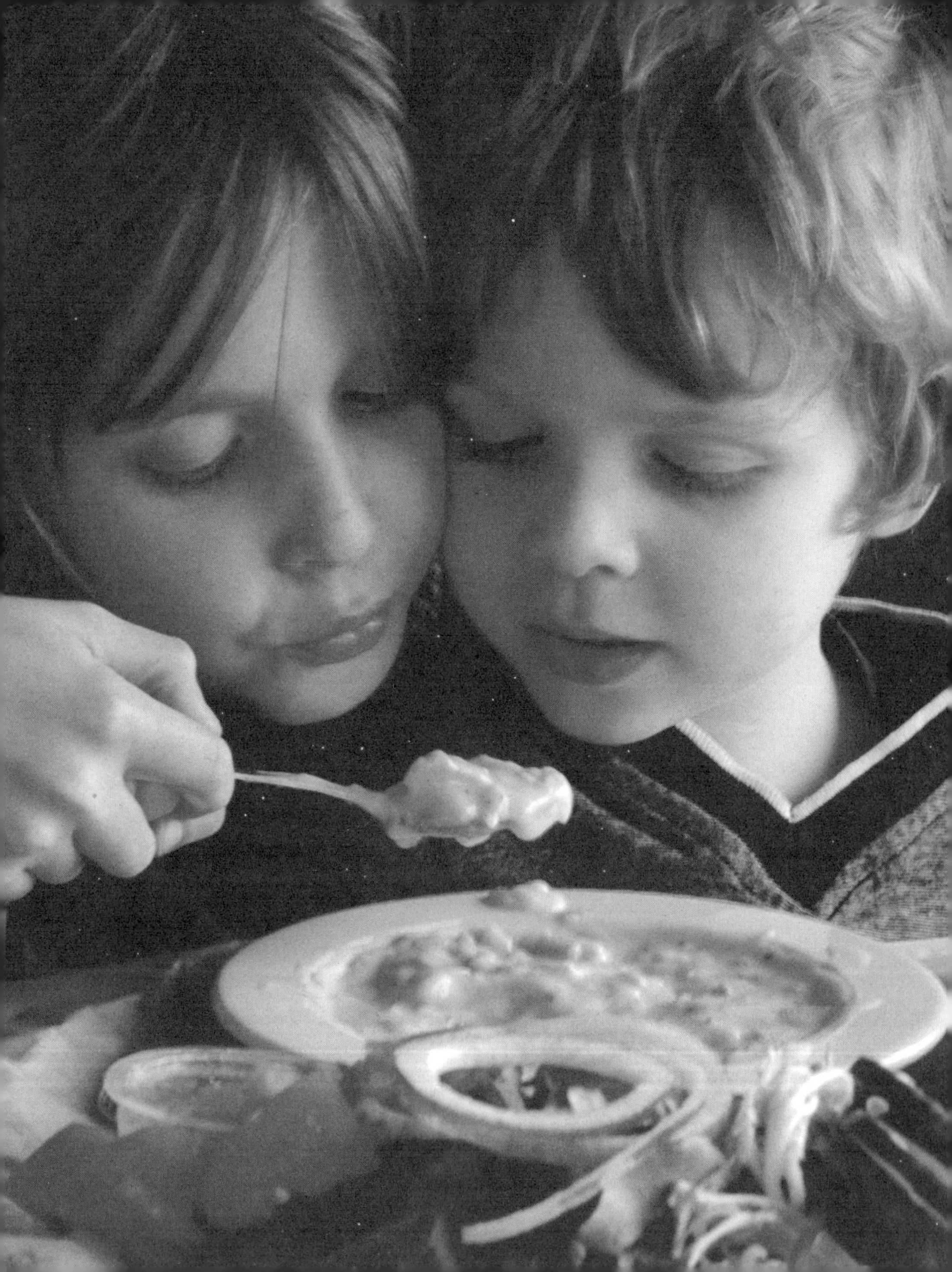

Place à la convivialité

À chaque nouvelle étape de son développement, l'enfant multiplie ses expériences gustatives. Mais entre 3 et 6 ans, tout est jeu, et se plier aux horaires précis des repas est souvent vécu comme une contrainte ! S'il pouvait décider, il se laisserait sûrement guider uniquement par ses envies. Heureusement, les parents sont là pour faire découvrir à leur enfant toute une gamme de plaisirs. Leur rôle est de lui donner de l'appétit en éveillant ses sens, de lui montrer comment se préparer à passer à table dans la gaieté, de l'inciter à être curieux en goûtant de nouveaux aliments et à bien se comporter pendant le repas. De joyeux petits moments éducatifs… et la satisfaction d'avoir chaque jour à sa table un agréable convive !

Quand est-ce qu'on mange ?

Bien préparer l'enfant au repas

Le papa d'**Isabelle, 4 ans**, est aux fourneaux ce soir. Il doit, hélas, souvent quitter la cuisine pour intervenir et calmer sa petite fille. Après une grosse journée au centre aéré, elle est fatiguée et ne cesse d'embêter ses deux grands frères. « Et en plus, j'ai faim, j'ai même l'estomac qui "grogne" ! », crie-t-elle en suivant son papa, qui l'entraîne dans la cuisine, bien décidé à finir de préparer le repas tranquillement.

Les cinq premières minutes sont éprouvantes, car Isabelle, pour calmer sa faim, se jette sur tout ce qui est à sa portée. Elle veut du pain, une pomme, de l'eau… Elle essuie chaque fois un refus tranquille. Son papa préfère « alimenter » le petit nez et les oreilles de l'affamée en lui posant des devinettes. « Est-ce que tu reconnais l'odeur de la quiche au cantal que tu aimes tant ? Sais-tu comment on fait le fromage ? Écoute la petite musique que je fais en fouettant la vinaigrette. Quelle couleur préfères-tu, celle des tomates ou celle du concombre ? » Isabelle adore ce petit jeu « apéritif ». Dix minutes plus tard, elle se met à table avec le sourire et s'attaque avec entrain au repas dont elle a partagé les secrets de fabrication !

La meilleure sauce du monde, c'est la faim ! dit un proverbe populaire. Observer, aider à préparer, sentir toutes les bonnes choses que l'on va bientôt manger sont les meilleures activités pour ouvrir l'appétit. Une occupation ludique qui, si elle est courte, permet à l'enfant de mieux tolérer l'attente sans pleurer, sans grignoter, et d'enrichir son vocabulaire de plein de nouveaux mots !

La sensation de faim provoque :

- des crampes d'estomac et donne mal au cœur ;
- de l'irritabilité ;
- de la faiblesse ;
- des maux de tête.

Bon appétit !

Horaires et rituels des repas et collations

Wanda, 4 ans, et sa sœur **Clara, 6 ans,** partagent désormais le dîner familial. Mais, à cette heure tardive, tout est prétexte à faire des « histoires » : le lavage des mains, la place à table, le verre pas assez rempli… S'ensuivent des pleurs, l'appétit des demoiselles s'envole, et cela gâche souvent l'ambiance du repas !

La maman décide d'aider ses filles en instaurant pour le dîner un rituel, dans le même esprit que celui du coucher qui est bien établi. L'horaire du repas sera toujours régulier, et avancé d'une demi-heure pour éviter que les petites ne soient trop fatiguées. Quant à elles, elles suivront toujours le même rituel avant, pendant et après le repas. L'une se lavera les mains à la cuisine, l'autre à la salle de bains pour éviter le chahut. Chacune aura désormais sa place à table et n'en changera plus. Chacune aura devant elle sa petite carafe d'eau. Elles ne quitteront la table que quand papa ou maman le leur dira. Le rituel fait des merveilles et Wanda et sa sœur s'empressent, lors d'un déjeuner chez les grands-parents, de leur faire une démonstration magistrale de leur nouveau « savoir-vivre » !

Les enfants ont à la cantine, à la garderie, des horaires réguliers, et il est essentiel de faire de même à la maison, car ils favorisent le bon développement de l'enfant. Horaires ponctuels et rituels apportent du réconfort, sécurisent et structurent l'enfant dans le temps.

Le dîner en famille est un rituel majoritairement respecté en France :

- *89 % des enfants dînent avec leurs parents ;*
- *75 % avant 20 heures ;*
- *76 % à heure fixe.*

C'est tout pour moi !

Apprendre à partager

Pierre, 6 ans, est jaloux de **Daphné**, sa petite sœur de **4 ans**. Pendant les repas, il s'emploie systématiquement à demander ce que sa sœur a choisi. Si elle s'assoit près de la fenêtre, il fait tout pour la déloger, si elle veut le dernier yaourt à la fraise, il exige le même dessert, si elle attrape le croûton dans la corbeille à pain, il le réclame… Les repas ne sont souvent qu'une suite ininterrompue de chamailleries.

« Ça suffit ! On va s'organiser autrement, et je vais vous apprendre à partager, à ne pas penser qu'à vous, explique la maman. Désormais, à chaque repas, un seul enfant fera connaître ses choix en premier : sa place à table, le parfum de son dessert, le morceau de pain, le fruit qu'il veut… Et le lendemain, ce sera l'autre. Mais attention ! Celui qui sera le "roi" devra aussi faire le "valet" et m'aider à débarrasser la table. » Les deux enfants s'impliquent à fond dans leurs rôles, heureux des petits plaisirs que leur procurent ces choix personnels, et ravis de se voir confier de premières petites responsabilités ménagères.

Les enfants adorent les règles et les consignes lorsqu'elles sont « administrées » de façon ludique. Elles les aident à bien grandir, à respecter les autres, à mieux accepter une éventuelle frustration lors des repas pris hors du cercle familial.

Au cours du repas, l'enfant :

- *se responsabilise : il apprend à partager, à ne pas gaspiller ;*
- *devient plus autonome : il se sert seul, peut débarrasser ses couverts, nettoyer la table ;*
- *se socialise : il donne son avis sur la nourriture, apprend à bien se tenir à table, à attendre que tout le monde soit servi pour commencer à manger.*

testé et approuvé

■ Apprendre à cuisiner, à dresser une jolie table, ça met en appétit. Proposez à votre enfant d'essorer la salade, de mettre des glaçons dans la carafe d'eau pour qu'elle soit bien fraîche. Apprenez-lui à plier joliment les serviettes en papier…

■ Lui apprendre à partager, même les choses qu'il aime le plus, c'est important. Afin de le mettre en situation, rien ne vaut un petit rituel où, pour modérer sa gourmandise, la dernière part de gâteau sera coupée en petites bouchées et servie comme friandise supplémentaire pour le dessert suivant.

■ Pour plus de confort, et éviter que votre enfant n'envoie des coups de pied sous la table en balançant ses jambes, placez sous ses pieds un petit tabouret ou un carton d'emballage solide.

■ Dès que votre enfant commence à partager les repas en famille, apprenez-lui à utiliser les « petits mots magiques » : s'il te plaît, merci, est-ce que je peux ?… Sans oublier de donner l'exemple en le remerciant à votre tour lorsqu'il vous rend un petit service.

■ Montrez-lui comment s'essuyer la bouche tout seul avant de boire. Le plus simple est de mettre à sa disposition une petite serviette en papier à côté de son assiette, car il n'est pas pratique de s'essuyer avec une serviette nouée autour du cou.

■ Il est préférable que le dîner soit pris tôt dans la soirée. Pour cela, il faut que le goûter ne soit pas trop copieux et qu'il ait lieu au moins deux heures avant le dîner.

■ La fatigue entraîne souvent la perte de l'appétit. Si, certains soirs, l'un ou l'autre des parents tarde à rentrer, faites passer vos enfants à table à l'heure habituelle. Les grands prendront le repas en marche et n'auront pas à affronter des enfants énervés et qui n'auront plus faim.

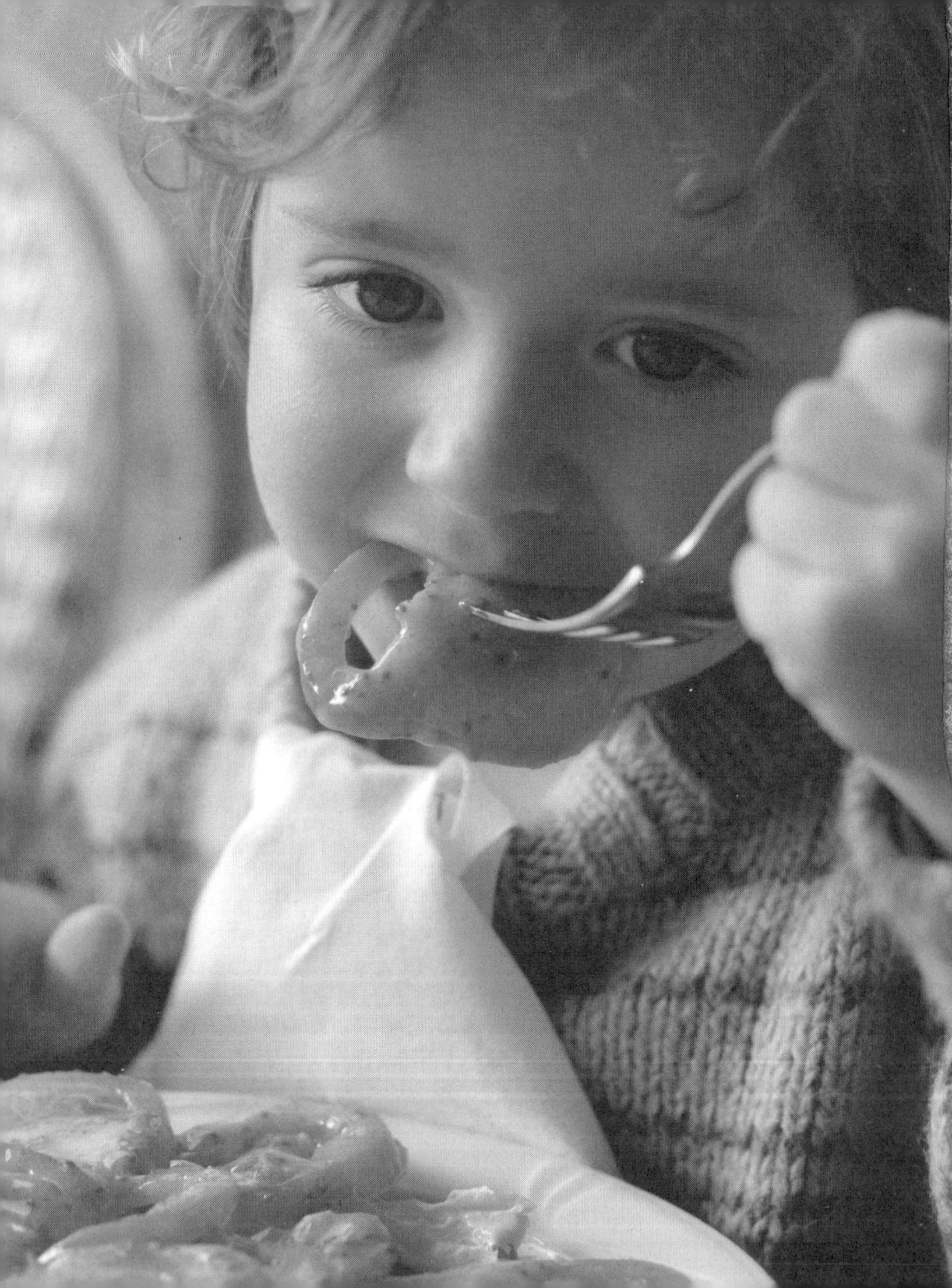

Éduquer ses goûts

POUR QU'IL SOIT « BIEN DANS SON ASSIETTE », il faut que votre enfant mange de tout. Facile à dire, moins facile à faire, même si, comme tous les parents d'aujourd'hui, nous savons que c'est essentiel pour son « capital santé ». Alors, mieux vaut partir du principe que lui faire adopter le régime idéal est impossible. On peut, en revanche, former son goût avec des choses simples. Les recettes familiales ou celles piquées aux amis qui ont des enfants sont là pour ça. Elles lui feront comprendre que les bons petits plats de papa ou de maman peuvent être de « vraies déclarations d'amour »... C'est grâce à eux qu'il apprendra à manger... ni trop sucré ni trop salé, et sans faire la grimace quand les légumes s'inviteront à table !

Bec sucré !

Modérer ses envies de sucre

Vanessa, 6 ans, adore tout ce qui est sucré ! Et depuis qu'elle a découvert, dans une pub à la télé, certaines friandises à l'emballage attrayant, elle est devenue une accro et en réclame dès le petit déjeuner !

Les calories inutiles, l'aliment trop riche en sucre, en gras... la maman de Vanessa sait bien que sa fille se moque complètement de ces arguments et qu'il ne sert à rien de « diaboliser » une friandise dont le goût a été élaboré pour faire craquer tous les gourmands ! Mais elle sait en modérer la consommation. La barre chocolatée est détaillée en petits morceaux qu'elle enveloppe dans du papier aluminium. Servies au dessert après une salade de fruits, ces délicieuses mini-bouchées sont la touche finale du repas. La petite douceur s'intègre très facilement à un repas bien équilibré... sauf quand les desserts de maman lui piquent la vedette. La friandise reste alors dans le placard !

AUTORISER LES SUCRERIES en petite quantité au dessert montre que les parents, qui donnent eux-mêmes souvent l'exemple en prenant un café bien sucré, autorisent un petit plaisir superflu en fin de repas. Cela apprend aussi à l'enfant que ces « délices » ne se grignotent pas à n'importe quel moment de la journée.

bon à savoir

Le sucre est seulement une source énergétique. Il ne contient pas de nutriments essentiels comme les vitamines et les sels minéraux.

Pâtes, pâtes et encore des pâtes !

Lui faire aimer les légumes

Oscar, 5 ans, n'a jamais aimé les légumes. Les épinards à la crème, les haricots verts sautés ou les courgettes lui font horreur. À chaque repas, il ne veut que des pâtes avec beaucoup de sauce tomate, du jambon et du pain. Un régime alimentaire un peu trop limité au goût de ses parents.

Heureusement, sa maman n'est pas à court d'idées pour amener son fils à un peu plus de variété dans ses menus. Et c'est après pas mal d'échecs qu'Oscar parvient enfin à manger des légumes… quand elle lui prépare un plateau de « sauces saveur » maison : carottes bouillies, betteraves cuites ou pousses d'épinard mixées avec un yaourt et une pincée de sel. Oscar trempe des mouillettes de pain ou sa tranche de jambon roulée dans les jolies sauces. Celle des pâtes est améliorée avec une julienne de légumes surgelés que sa maman a fait fondre. L'air de rien, les légumes s'installent dans son assiette, sans que ses parents aient besoin de se battre à chaque repas pour lui faire avaler un morceau de courgette ou trois rondelles de carotte.

On mange aussi avec les yeux ! Et les enfants sont souvent plus tentés par une assiette multicolore de cubes et bâtonnets de fruits ou de légumes frais qu'ils picoreront en hors-d'œuvre que par une purée de brocolis ou des choux de Bruxelles. Sachez que l'on trouve toujours des vitamines et des minéraux dans d'autres fruits ou légumes que ceux qu'ils détestent…

Priorité aux légumes !

- *ils sont pauvres en glucides*
- *l'eau représente 75 % à 90 % de leur poids*

Les fruits ont les mêmes caractéristiques, mais leur teneur en sucre est nettement plus élevée.

C'est bon et en plus... c'est bon !

Les aliments aux éléments nutritifs précieux

Marco, 4 ans, apprécie peu le poisson et n'aime pas beaucoup non plus la viande. Mais s'il y a du saucisson ou du pâté au menu, il l'engouffre avec une rapidité déconcertante, lui qui sait si bien « ruminer » d'un air malheureux son poisson poché ou son steak.

La maman confie à la grand-mère de Marco son inquiétude de voir son fils si peu enclin à manger des aliments riches en fer et en omégas 3. Sans vraiment s'intéresser à l'inventaire des nutriments énoncés, celle-ci y répond en ravivant les souvenirs d'enfance de sa fille. Se souvient-elle de la mousse de thon et du fameux bœuf gratiné de sa maman ? « Vous vous battiez, toi et tes frères, pour gratter le tour du plat avec une cuillère après en avoir englouti le contenu ! Et vous mangiez de la mousse de thon même au goûter ! » Ravie de perpétuer les traditions familiales, la maman prépare le soir même le fameux gratin. Son entrain à le déguster et à raconter comment, petite, elle le mangeait pousse Oscar à y goûter, à en redemander et à gratter à son tour le plat !

L'EXPÉRIENCE GUSTATIVE est toujours positive, surtout si elle est accompagnée par les parents qui montrent leur plaisir à manger un aliment qu'ils adoraient déjà à l'âge de leur enfant. Si elle est en plus accompagnée de petits gestes ludiques et gourmands, personne n'y résistera !

Les enfants en pleine croissance doivent manger de la viande ou du poisson une fois par jour :

- *la viande apporte des protéines, des vitamines et du fer ;*
- *le poisson apporte des protéines, du fer, de la vitamine D et des acides gras omégas 3 ;*
- *les acides gras omégas 3 sont nécessaires au bon développement du cerveau.*

De l'eau !

Ne pas l'habituer à boire sucré

Les jumeaux **Zoé et Antoine, 6 ans**, adorent aller au parc le dimanche matin avec leur papa qu'ils ne voient que le week-end. Comme ils se dépensent beaucoup, ils ont bien sûr souvent soif, et la bouteille de jus de fruits est rapidement vidée. Sur le trajet du retour, les trois sportifs passent à l'épicerie pour acheter d'autres boissons sucrées. Fatigués, ils n'ont ensuite pas beaucoup d'appétit pour le déjeuner.

« Rassasiés par toutes les boissons qu'ils ont avalées plutôt que fatigués ! », se dit le papa en charge de les faire déjeuner. Le week-end suivant, il opte pour un régime 100 % sport... et eau ! Quand ses enfants lui demandent à boire, il sort de son sac à dos deux gourdes isothermes, avec l'image des héros préférés des deux assoiffés. L'eau bien fraîche les surprend... « Avec toi, c'est comme avec maman, maintenant on boit de l'eau quand on va au parc », dit la fillette. Et son frère ajoute que l'eau de sa gourde est meilleure que celle de la maman car elle est « bien glaçante » !

Tous les parents savent qu'il faut éviter l'abus de sodas, mais ils oublient parfois que même le meilleur des jus de fruits contient du sucre (entre 100 et 120 g par litre) et qu'il est donc nutritif. La seule boisson indispensable, c'est l'eau. Les autres n'étanchent pas la soif, et parfois même la stimulent.

- Le corps de l'être humain contient 60 % d'eau, c'est le cerveau qui en contient le plus : 80 % environ.
- Les aliments nous apportent 1 l d'eau par jour.
- Vitale pour l'organisme, l'eau doit être bue chaque jour – 70ml / kg / jour – pour compenser l'élimination par l'urine, la sueur, la respiration.

testé et approuvé

■ N'hésitez pas à « miniaturiser » les barres chocolatées en les coupant systématiquement en deux. Pour les bonbons, faites de petits jeux. Votre enfant les jouera à pile ou face (pile, un bonbon, face, deux). Ils peuvent aussi faire partie des « extras » du dimanche.

■ Évitez de donner des friandises en récompense. Cela leur donne un « statut honorifique » qui les rend encore plus désirables.

■ N'habituez pas votre enfant à compenser lors d'un coup de barre avec un aliment très sucré. Un mini-fromage ou des lamelles de pomme peuvent tout aussi bien faire l'affaire.

■ Si votre enfant rechigne à manger des légumes, proposez-lui un légume nouveau à la fois, accompagné d'aliments qu'il aime bien. Par exemple, une boulette composée de courgette mixée avec de la viande hachée et un œuf, ou alors un petit flan de poisson (mixez-le avec du fromage blanc et un œuf).

■ Présentez les légumes en début de repas, au moment où l'enfant a bien faim.

■ Ils adorent les trempettes ! Coupez les carottes, les concombres en bâtonnets à plonger dans un yaourt salé et citronné.

■ Faites des salades sucrées-salées à la marocaine ou à la californienne : carottes râpées avec des morceaux d'orange, petits cubes d'ananas avec du maïs et du thon.

■ On trouve des concentrations d'omégas 3 particulièrement élevées dans les poissons tels que le saumon et le thon. Préparez-les en rillettes en mixant du fromage frais et du citron avec le poisson en conserve.

■ Proposez-lui des jus de fruits de préférence au petit déjeuner.

■ Si votre enfant rechigne à boire de l'eau, faites des glaçons de pur jus de fruits à mettre dans les verres d'eau qu'il boira dans la journée.

■ Veillez à sa sécurité alimentaire :
– en retirant les noyaux des fruits, en évitant de mettre dans son verre des gros glaçons, en veillant à ce qu'il ne s'amuse pas à jeter au fond de son gosier des cacahuètes ou des petits bonbons ;
– ne le laissez jamais courir avec un aliment dans la bouche ;
– ne lui donnez pas à boire ou à manger en voiture, lorsque vous conduisez et qu'il est seul à l'arrière ;
– gardez hors de portée les aliments très tentants qui présentent un risque d'étouffement : bonbons durs, dragées, cacahuètes ;
– lors des fêtes et des anniversaires où les jeux sont très mouvementés, prévoyez des bonbons tendres et évitez tous les fruits secs.

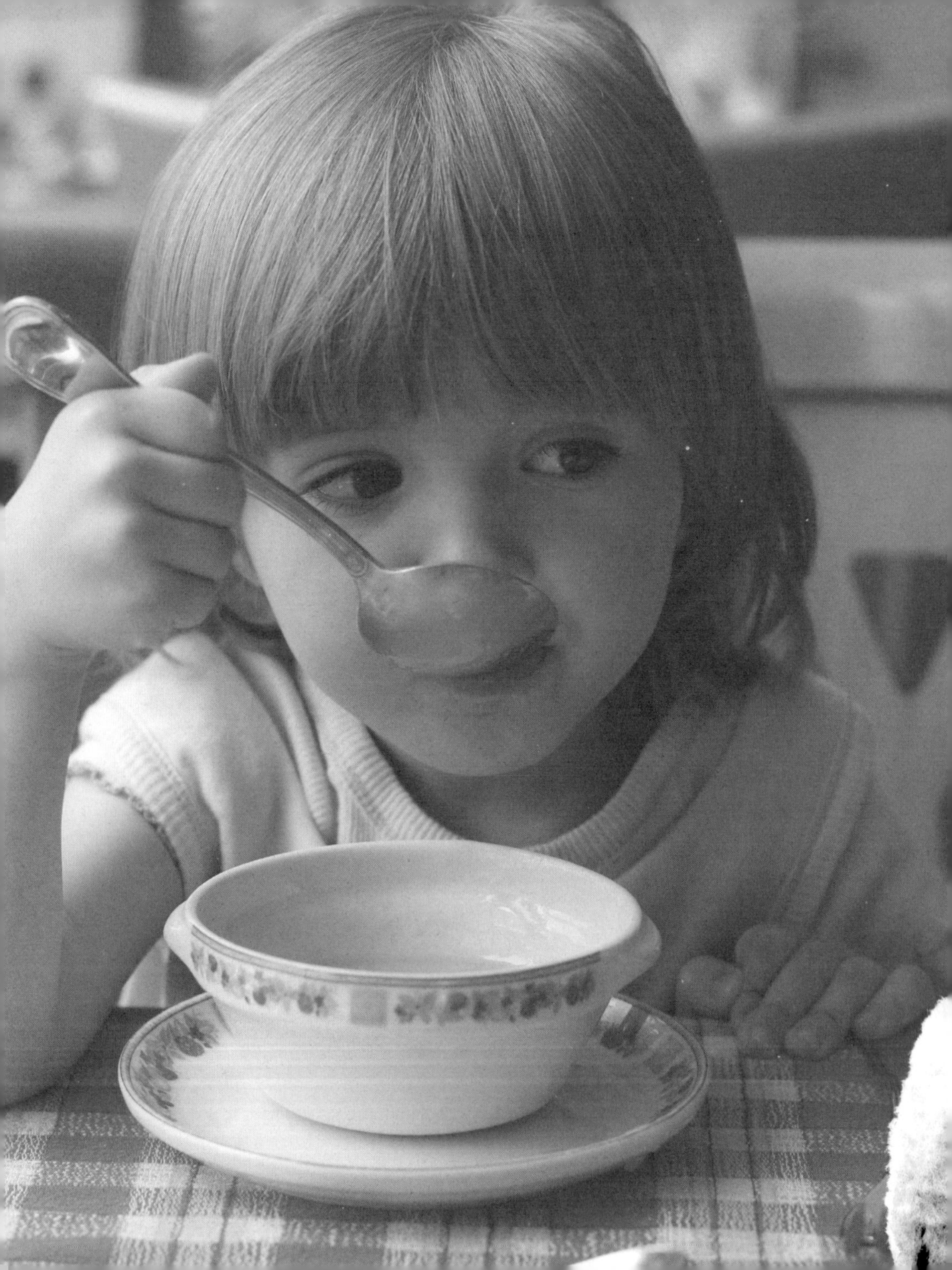

Petits régimes de malades

BIEN NOURRIR SON ENFANT lorsqu'il est enrhumé et n'a pas trop d'appétit, ou vient d'attraper sa énième gastro de l'année, est souvent compliqué. Difficile d'expliquer à un enfant fiévreux ou fatigué que, même s'il n'a pas faim, il doit s'alimenter un peu ou se réhydrater. Votre défi de garde-malade sera de jouer de tous vos talents pour le chouchouter et, avec quelques petits tours de « magie culinaire », faire passer « toutes seules » de petites bouchées dans sa gorge irritée, de bonnes gorgées d'eau dans son ventre un peu chamboulé. C'est grâce à vos astuces pour le nourrir qu'il retrouvera le sourire et la santé ! Un petit régime « extra » de malade qui restera, à coup sûr, un délicieux souvenir d'enfance !

Aux petits soins !

Enrichir son alimentation

Dès qu'un virus pointe le bout de son nez à l'école, **Amélie, 4 ans**, l'attrape. La voilà à nouveau à la maison avec une rhino-pharyngite et sans aucun appétit. Sa maman va multiplier les efforts pour faire manger sa petite fille, qui se dit rassasiée après une ou deux bouchées avalées péniblement lors du repas.

« Aujourd'hui, je vais te préparer plein de petits repas rigolos que tu grignoteras si tu en as envie ! », la prévient-elle en lui apportant son premier mini-repas… « de souris » composé de quatre petits cubes de gruyère. Un peu plus tard vient l'heure de l'en-cas « de singe », où la petite portion de banane est à l'honneur, mixée avec un peu de lait sucré. Le biscuit aux noisettes « de l'écureuil », les céréales au miel « de l'ourson gourmand », les mini-pilons de poulet « du renardeau affamé », le jus d'orange « du colibri »… Le jeu « du repas des animaux » dure toute la journée, et Amélie, emballée par le côté rigolo de ces petits repas, mange peu mais souvent. Grâce aux petits « snacks » bien caloriques, elle termine sa journée en s'étant suffisamment alimentée.

Les petits malades ont peu d'appétit et il faut veiller à enrichir leur alimentation, sans jamais les forcer, en privilégiant, pour une fois, les aliments à forte densité calorique. Lorsqu'ils vont mieux, il est en revanche inutile de doubler les portions pour leur faire rattraper les repas perdus.

Les mots à ne pas dire

« **Mange un peu, juste pour me faire plaisir.**

Si tu ne manges pas, tu vas être encore plus malade et je vais être obligé d'appeler le docteur.

Si tu ne manges pas, on ne pourra pas aller au cirque à la fin de la semaine ! »

Boisson à volonté !

Réhydrater un enfant malade

Le diagnostic vient de tomber : **Romain, 6 ans**, a une gastro ! Et, comme le docteur l'a si bien dit, il faut juste qu'il reste à la maison, se mette à la diète et boive beaucoup. Une nouvelle qui semble ravir le garçon qui adore les jus de fruits, sodas et autres boissons sucrées.

Sa déconvenue est grande lorsque sa maman lui annonce que les jus et canettes de soda, de thé aux fruits ne vont pas faire partie de son régime de malade. Son repas composé de compote de pomme, de banane, de riz et d'eau ne l'emballe pas trop. Son papa, qui le garde, doit déployer des trésors d'imagination pour le faire boire. Il profite de cette journée passée entre garçons pour apprendre à son fils à boire « à la sauvage »… en se servant de ses mains comme récipient, à la régalade en faisant glisser l'eau dans sa gorge sans toucher le goulot de sa petite bouteille d'eau. « La joyeuse compagnie des buveurs d'eau » termine la journée par un concours de rapidité de buveur d'eau à la paille, que Romain gagne… bien évidemment.

La perte d'eau est souvent importante lors d'une gastro-entérite et il ne faut pas attendre que l'enfant ait soif pour le faire boire. L'eau est l'aliment santé dont il a le plus besoin, contrairement aux jus, soupes et autres boissons. Leur contenu est inadéquat en eau, sucre et sels minéraux pour réhydrater correctement.

Régime de gastro :

- Eau / riz / compote de pommes / banane

À éviter :

- Les soupes industrielles car leur teneur en sel est trop élevée
- Les sodas, même dégazéifiés, et les boissons aux fruits car leur teneur en sucre est trop élevée*
- Le « coca sans bulles » est quant à lui un « remède de bonne femme ». Il n'existe aucun argument scientifique prouvant son efficacité

*Sauf bien sûr s'il n'y a que ça qui passe !

testé et approuvé

■ Pour faire reprendre des forces à votre enfant après une période de diète et augmenter la densité calorique des aliments, mettez un jaune d'œuf dans sa purée, parsemez-la de gruyère râpé, ajoutez une cuillère de fromage frais crémeux dans sa soupe ou faites-lui un repas de crêpes.

■ Le froid anesthésie. Quand votre enfant a mal à la gorge ou a du mal à déglutir, faites-lui un repas « ultra-frais » avec des jus de légumes bien frais, de la mousse de jambon au fromage blanc et une belle assiette de boules de glace avec un coulis de fruits rouges. Et pour le goûter, un milk-shake maison !

■ S'il a mal au cœur, privilégiez les fruits acides (orange, pamplemousse, citron). Faites-lui-en croquer une tranche ou boire une cuillère de jus avec un peu d'eau. Leur acidité réduit les spasmes, stimule l'appétit et la digestion.

■ Si rien ne lui fait envie, autorisez-le à prendre son repas dans n'importe quel ordre. Les fraises en entrée déclencheront peut-être son appétit pour manger le fromage en plat principal et le riz et le jambon au dessert.

■ Organisez un petit jeu de dé rigolo à l'heure du goûter. Dès que le dé annonce un chiffre, on mange la même quantité de framboises ou de cuillères de yaourt que les points affichés sur le dé.

■ Lorsque l'appétit revient, concoctez-lui sa recette favorite. Cela lui permettra d'associer la nourriture au plaisir de se sentir à nouveau en forme.

■ S'il doit prendre un repas léger pour cause de diète, organisez un pique-nique à la maison. De petits morceaux de fromage, du pain, des lamelles de pomme dans une barquette en aluminium, qu'il dégustera là où il le voudra avec la permission exceptionnelle (pour cause de grande maladie !) de jouer tout en mangeant.

■ À l'aide d'une paille, on boit plus facilement et plus vite. N'hésitez pas à lui en offrir des rigolotes comme « cadeau de malade ».

■ Bien se laver les mains est essentiel pour se protéger de tous les virus qui s'invitent à la maison lorsqu'un enfant a une gastro. C'est aussi une bonne occasion de se remettre en mémoire les règles simples d'une bonne hygiène :

- Laver soigneusement les fruits et les légumes avant de les cuire.
- Bien cuire les œufs, la viande, les saucisses et la volaille.
- Ne pas utiliser la même planche à découper pour la viande et les légumes.
- Les aliments qui se conservent au frais doivent être placés dans des récipients hermétiques ou recouverts d'un film alimentaire.
- Les restes des assiettes doivent être jetés.

Questions aux experts

Dr Prévost Jantchou, gastropédiatre

Diaboliser le sucre et interdire les bonbons, c'est une bonne idée ?

Le grignotage et les boissons sucrées ainsi que les confiseries sont à déconseiller en raison de deux risques majeurs : celui de l'obésité et celui des caries dentaires. Les produits sucrés sont néanmoins compatibles avec un bon état nutritionnel, s'ils sont consommés ponctuellement en quantité raisonnable.

Cinq fruits et légumes par jour, c'est vraiment important ?

Les fruits et légumes, par leur teneur en vitamines, minéraux et fibres, représentent une composante essentielle de l'alimentation. Ils interviennent non seulement dans l'équilibre nutritionnel, mais aussi dans la prévention à long terme de certaines maladies chroniques et de cancers.

Les proposer à l'enfant de façon régulière et dans des présentations variées à chaque repas permet de faciliter leur acceptation.

L'équilibre alimentaire est à envisager non seulement sur une journée mais surtout sur une semaine. Le programme national nutrition et santé recommande ainsi un apport quotidien de cinq fruits et légumes mais aussi de trois produits laitiers. Il faut y ajouter des féculents à chaque repas et un apport de poisson au moins deux fois par semaine. Il est vraiment important de proposer une alimentation diversifiée en qualité pour varier les goûts et enrichir l'éducation alimentaire.

Mon enfant mange à la cantine. Puis-je être sûr qu'il mange sainement ?

Une circulaire relative à la composition des repas servis en restauration scolaire et à la sécurité des aliments a été établie en juin 2001. Elle précise les recommandations en matière de nutrition et de sécurité alimentaire adaptées aux besoins nutritionnels des enfants et des adolescents.
En fonction des différents niveaux scolaires, les quantités minimales de protéines de bonne qualité, de calcium et de fer à apporter lors du repas de midi sont déterminées. Le déjeuner proposé au restaurant scolaire doit comporter chaque jour une crudité ou un fruit, un plat à base de viande, de poisson ou d'œufs, des légumes cuits et/ou des féculents, un produit laitier, le pain et l'eau.
Les apports en matières grasses doivent rester limités et les proportions des repas adaptées à l'âge des enfants.

90 % du sel consommé par les enfants se trouve dans les produits transformés, y compris ceux qui sont sucrés. Doit-on veiller à limiter ces produits ?

L'excès de sel est un facteur de risque d'hypertension artérielle. Il faut habituer les enfants à consommer peu de sel et il convient de supprimer le sel de table. Les petits pots pour nourrissons sont équilibrés et représentent une alternative aux préparations « maison ». Les plats préparés du commerce sont souvent très riches en sel et donc peu adaptés aux jeunes enfants. Dans son rapport de 2002, l'Agence française de sécurité sanitaire des aliments et produits de santé visait une diminution de l'apport en sel de la population générale et également dans les produits manufacturés.

Les quantités d'aliments que nous consommons ont beaucoup augmenté. Doit-on faire attention à ne pas « surcharger » les assiettes de nos enfants ?

Les besoins quotidiens sont très différents d'un enfant à l'autre et varient en fonction du rythme de vie et des activités scolaires et parascolaires. En l'absence d'une pathologie sous-jacente, un enfant régule les quantités de nourriture en fonction de ses besoins. Il est important d'éviter de le forcer et de le suralimenter. Le suivi médical régulier permet de s'assurer de la bonne croissance en poids, taille et corpulence. Il existe un outil inventé par les médecins pour évaluer les risques pour la santé liés au surpoids : l'indice de masse de corporelle (IMC). Il est calculé en divisant le poids par la taille au carré.

Doit-on privilégier les aliments biologiques pour les enfants ?

Pas nécessairement. Les produits issus de l'agriculture biologique répondent surtout à des critères de respect de l'environnement – pas de pesticides de synthèse, etc. – mais actuellement il

n'existe pas d'argument scientifique pour privilégier ce type de nutrition chez l'enfant. À l'inverse, il convient de faire attention aux régimes dits « bios » qui peuvent être très déséquilibrés, comme une alimentation très riche en produits à base de soja dont l'excès en phytates et phytœstrogènes peut être néfaste pour la santé du jeune enfant.
Mais cette agriculture, si elle est bien contrôlée avec une bonne traçabilité, permet d'avoir des produits de meilleure qualité, sans pesticides, et de respecter l'environnement.

Claude Saint-Blaise, directrice d'école maternelle

La collation existe encore dans de nombreuses écoles maternelles. Comment cela se passe-t-il ?

En effet, c'est un rituel hérité des années d'après guerre où il fallait redonner des forces aux jeunes enfants. Elle est aujourd'hui mise en cause par les médecins et les nutritionnistes mais subsiste dans beaucoup d'écoles. Dans notre établissement, nous savons que près d'1/4 des enfants ne prennent pas de petit déjeuner, c'est pour cela que ce moment est important. La collation – prise en charge par les familles – se compose uniquement de fruits et a lieu deux heures avant le déjeuner. L'enfant – s'il le souhaite – prend par exemple une demi-pomme ou un kiwi. C'est aussi l'occasion pour les enseignants de dispenser aux enfants quelques bases d'hygiène alimentaire.

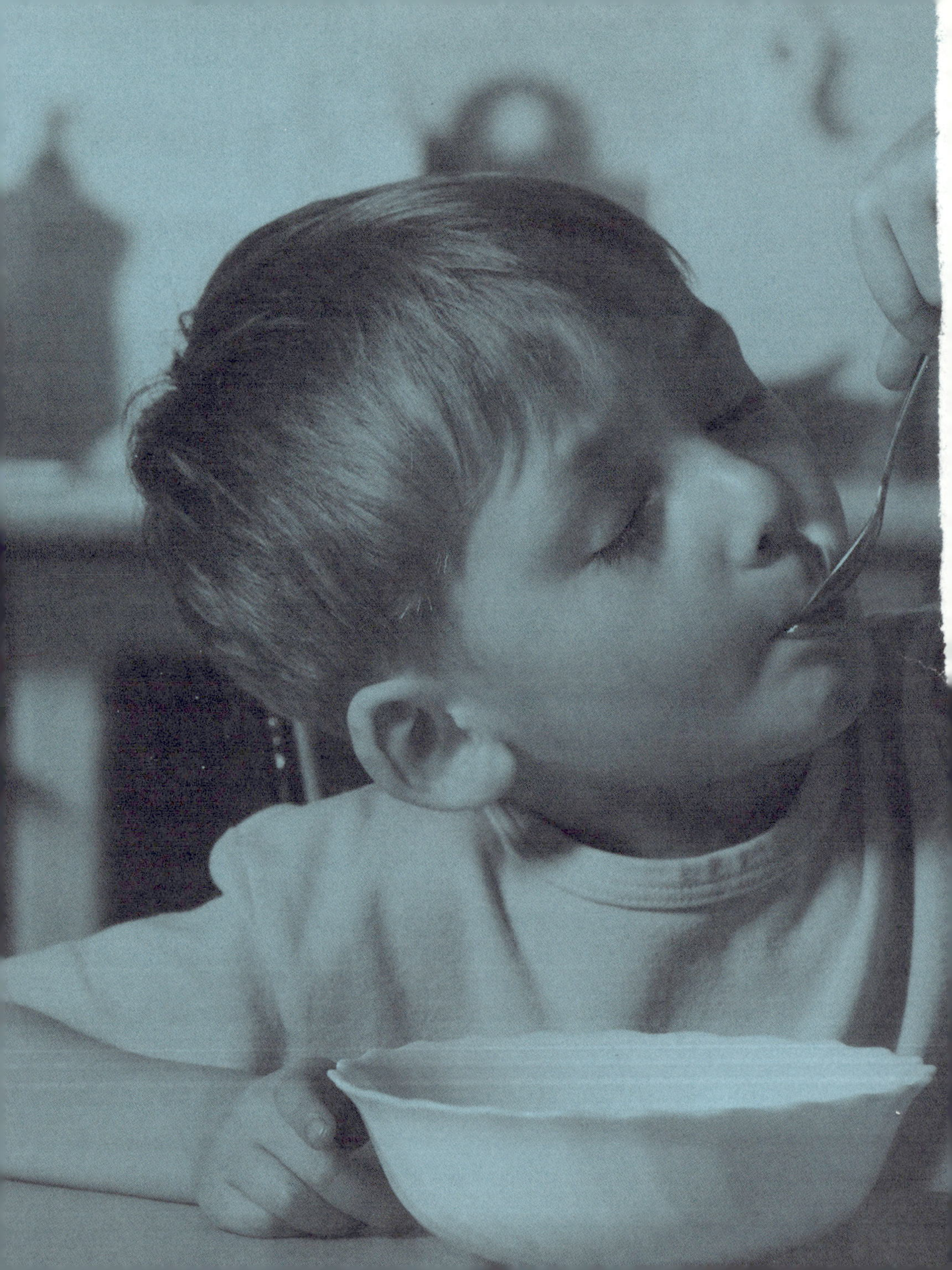

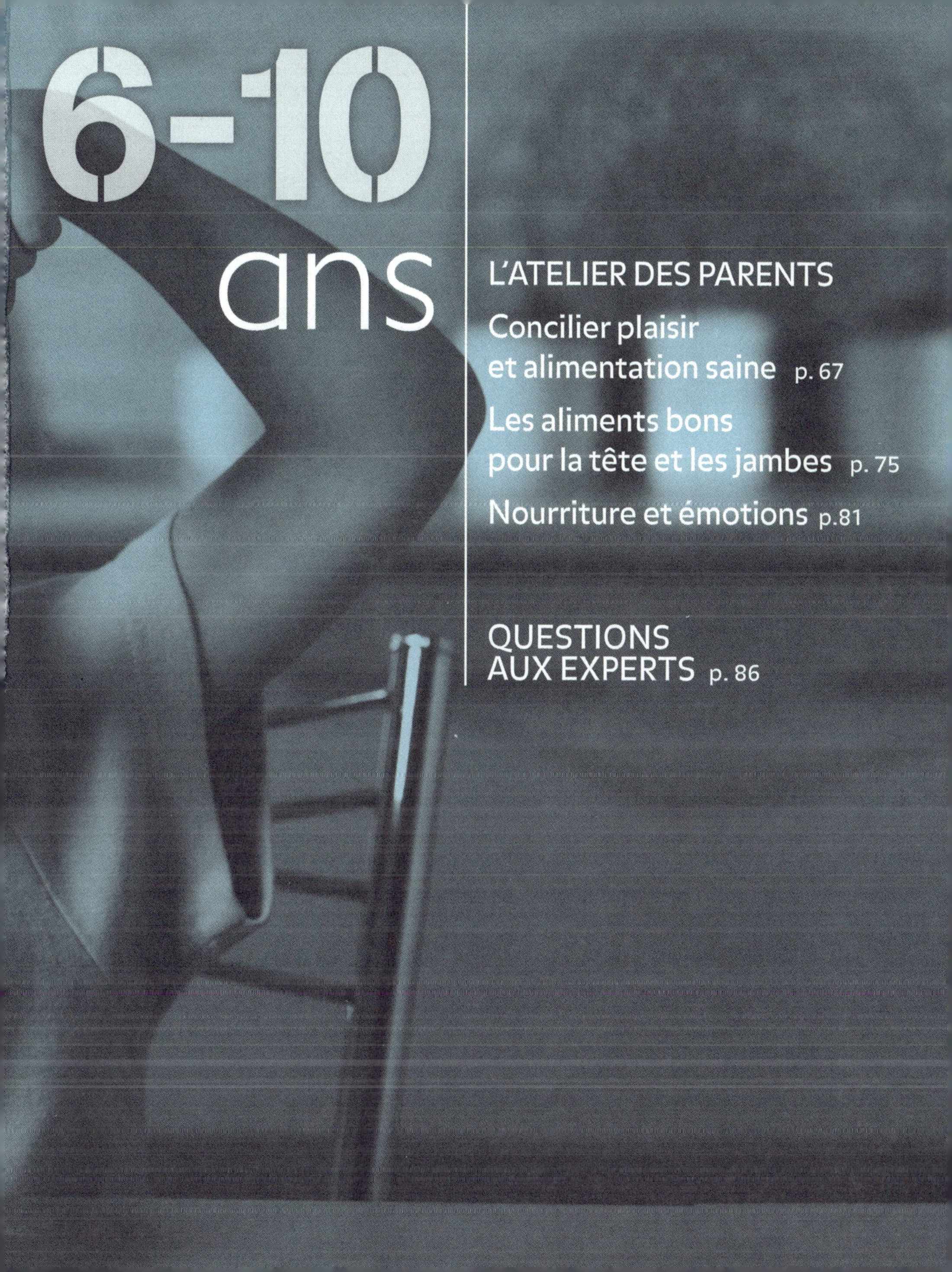

6-10 ans

L'ATELIER DES PARENTS

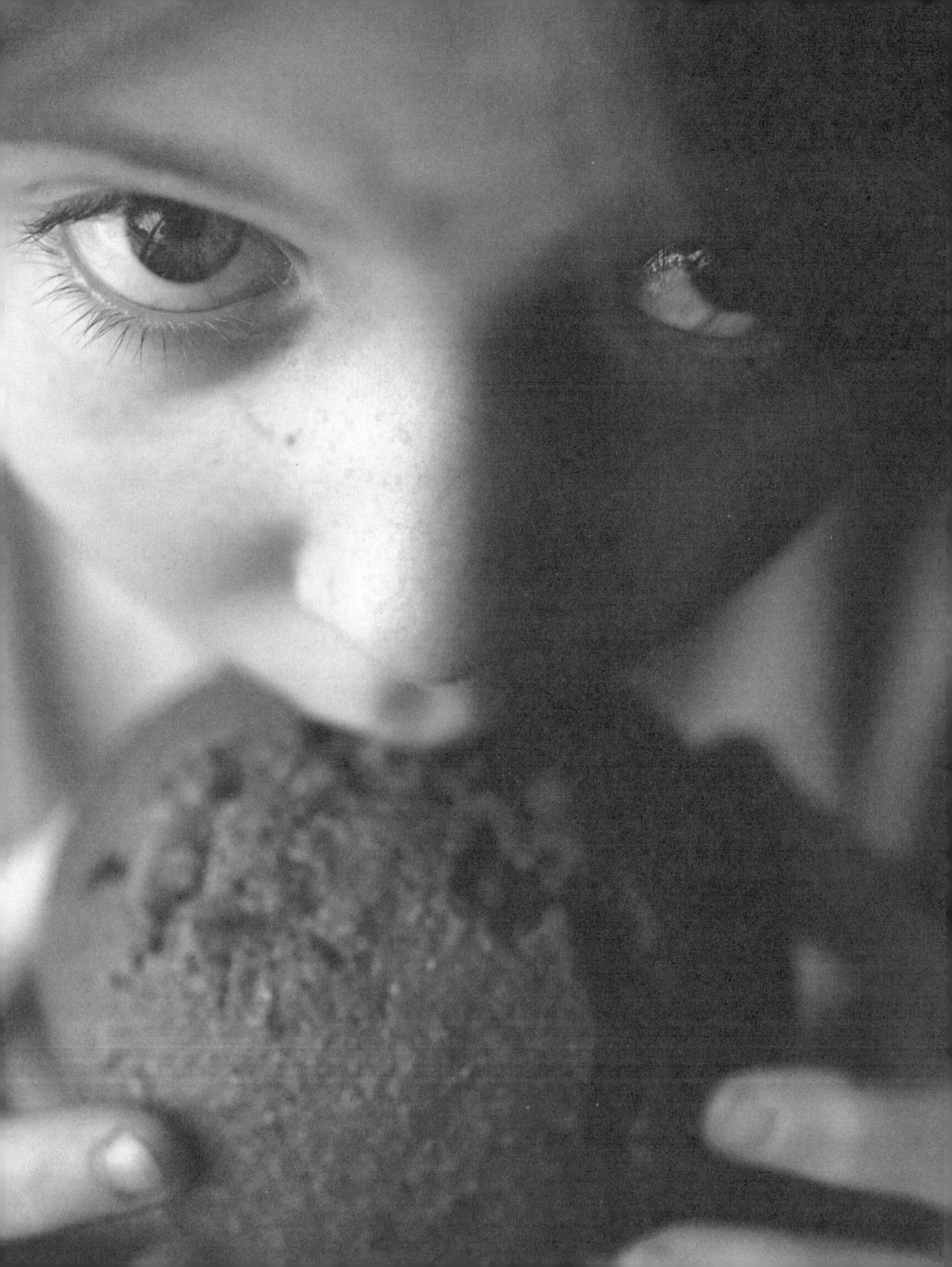

Concilier plaisir et alimentation saine

C'EST SOUVENT ENTRE 6 ET 10 ANS que s'installent de nouvelles habitudes alimentaires. Votre enfant découvre qu'il peut, dès qu'il a soif, ouvrir le frigo et se servir à boire, doser à sa convenance la quantité de sucre versée dans son yaourt, acheter tout seul un pain au chocolat en sortant de classe. Inversement, il affirme son manque d'appétit au petit déjeuner et part souvent à l'école le ventre vide... Guider votre enfant dans ses choix alimentaires est l'un de vos devoirs de parent les plus importants. Lanccz-vous lc défi de ne pas vous laisser « grignoter » par les problèmes de nourriture, tout en faisant adopter à votre enfant de saines habitudes de vie !

Rien dans le ventre ?

Les petits déjeuners bâclés

Kitty, 9 ans, est toujours de mauvaise humeur le matin et franchement pénible lors du petit déjeuner familial. Elle n'a aucun appétit, et pleure dès que sa maman ou son papa lui demande d'avaler un peu de lait au chocolat ou une petite tartine avant d'aller s'habiller. Résultat : elle part souvent à l'école le ventre vide.

Son papa compatit, car lui aussi manque d'appétit le matin. Et Kitty va faire comme lui : boire un verre de jus d'orange avec quelques gouttes de jus de citron, une technique simple pour laisser le temps à son appétit de se manifester. Puis elle respire plusieurs fois profondément. Et, comme elle n'aime pas parler le matin, elle emporte sa tartine et son yaourt dans sa chambre, où elle les mange en révisant sa poésie ou en rêvassant tranquillement.

DONNER DU CARBURANT à son cerveau et à ses muscles, le matin, c'est essentiel pour éviter le coup de pompe de 10 ou 11 heures. C'est pourquoi un petit rituel est une aide précieuse. Le jus de fruits à jeun qui ouvre l'appétit, l'exercice de respiration déstressant, le petit déjeuner solitaire sont des habitudes alimentaires matinales que votre enfant risque d'adopter... pour longtemps !

bon à savoir

Aujourd'hui, les nutritionnistes considèrent qu'une collation donnée à l'enfant scolarisé vers 10 heures est superflue et injustifiée, surtout si elle est composée d'aliments gras et sucrés.

Un bon coup de fourchette !

Déséquilibre alimentaire

La maman de **Quentin, 8 ans**, a un choc lorsque son mari lui montre les photos qu'il vient de prendre à la piscine. L'une d'elles met en effet bien en valeur le ventre rond de Quentin, ses cuisses grassouillettes. Un soupçon de double menton complète le tableau… Elle en connaît les raisons : Quentin mange mal à la cantine et compense le soir. Il dévore au dîner, se ressert de tout et finit son festin par un dessert… ou deux !

Se sentir coupable ? Inquiéter Quentin en lui faisant des remarques sur son physique ? Le priver de nourriture ? Sûrement pas… se dit sa maman. Mais elle va désormais servir le repas à l'assiette. Quant aux desserts, s'il y en a deux, ils sont bien choisis : une cuillère de sorbet à la fraise nappant des tranches de pomme cuite plutôt qu'un « giga » cornet de glace suivi d'une crème caramel ! Quentin trouve rigolo ce service « comme au restaurant » et sort de table ravi et sans être affamé.

LE SERVICE À L'ASSIETTE permet de bien maîtriser l'alimentation de son enfant tout en évitant d'avoir en permanence l'œil sur lui à table. Reste à l'inciter à manger lentement pour laisser à son cerveau le temps de lui envoyer les signaux de satiété. Pour cela, il faudra simplement l'initier à l'art de la conversation… entre deux assiettes !

Un dîner bien composé aide à bien dormir. Préférez les glucides lents (pain, pâtes, riz…) aux aliments trop riches en protéines :
- ils apportent de l'énergie longue durée et empêchent d'avoir une petite faim dans la nuit ;
- ils contiennent du tryptophane, un acide aminé aux propriétés sédatives.

Goûter branché !

Les snacks au goûter

Amélie, 7 ans, est allée faire les courses au supermarché avec son papa. Et tous deux ont craqué pour une nouveauté : un délicieux smoothie mousseux et fruité. Dès son retour à la maison, Amélie vante le nouvel aliment à sa maman : « Tu vas être contente, lui dit-elle. Avec ça, je vais manger des fruits à chacun de mes goûters ! »

Amélie s'empresse d'entamer son « plan santé » en ne voulant plus boire que du fameux smoothie. La maman laisse sa gourmande se régaler, mais dès le lendemain elle remet de l'ordre dans la composition du goûter d'Amélie. Car, ce jour-là, elle fait du sport et la délicieuse boisson, qui se digère plus vite qu'un fruit, ne va pas la rassasier ni l'hydrater suffisamment. Le smoothie sera en revanche idéal pour napper le bol de fromage blanc accompagnant les biscuits et le verre d'eau que prendra Amélie au goûter !

Le goûter est un repas à ne pas négliger et les défauts des petits snacks sont nombreux. Les jus ne remplacent pas un fruit à croquer qui a un vrai pouvoir rassasiant et protège du surpoids. Les viennoiseries industrielles, les biscuits fourrés, trop sucrés, trop salés, trop gras, ne contiennent pratiquement plus de fibres.

bon à savoir

Un goûter correspond à 20 % de l'apport énergétique de la journée et doit se composer, comme le petit déjeuner, de trois aliments essentiels : des céréales, un laitage et un ou plusieurs fruits.

Miam !!!

Cuisiner pour inciter les enfants à découvrir de nouveaux goûts

La maman d'**Aurèle, 10 ans**, de **Gaspard, 8 ans**, et de **Mathias, 5 ans,** rentre tard du travail. Elle n'aime pas passer beaucoup de temps en cuisine en semaine et ses enfants ne la poussent pas dans ce sens-là. Car ils sont ravis lorsqu'il y a des pâtes et des glaces ! Consciente que son manque de temps nuit à l'équilibre alimentaire de ses fils, elle se lance un pari de taille : les mettre en cuisine une fois par semaine pour préparer avec elle un menu équilibré !

Chaque garçon va, à tour de rôle, l'aider à préparer le repas en concoctant une salade composée ou un dessert aux fruits. Les ingrédients de base sont choisis par la maman, mais c'est au marmiton d'y ajouter sa note personnelle. Gaspard prépare une salade de tomates avec une sauce à la ciboulette et un œuf dur haché, Mathias épate ses frères avec ses coupelles de fraises au fromage blanc à la confiture de myrtilles, Aurèle invente une salade laitue-jambon-pommes. « C'est moi qui ai préparé la salade, vous avez intérêt à la manger ! », dit-il. En effet, comme tout bon cuisinier, les garçons veillent à ce que leurs préparations soient appréciées par les convives. Désormais, il n'y a pas que les plats de pâtes qui repartent vides à la cuisine !

Préparer la cuisine en famille, ça relaxe ! Et, pour les enfants, ça n'a rien d'une corvée, surtout si on les incite à faire preuve de créativité, à retrouver le plaisir de la matière en jouant avec les textures et en découvrant de nouvelles saveurs.

En France, dans trois familles sur quatre, on partage le même menu à la table familiale, loin du modèle américain où chacun mange à son goût.

testé et approuvé

■ Le premier repas de la journée est essentiel ; si l'appétit de votre enfant n'est pas au rendez-vous, le « tout à grignoter » peut faire l'affaire. Posez sur un plateau un bol avec des céréales sèches, des mini-fromages, une gourde de compote, un biscuit, quelques fruits secs et laissez-le picorer tout en se préparant.

■ Évitez les produits gras (croissant, brioche) au petit déjeuner. Donnez-lui aussi l'habitude de sucrer son lait ou son yaourt avec de la confiture plutôt que de manger des yaourts aux fruits.

■ Avancez son heure de réveil d'une dizaine de minutes pour lui laisser le temps d'être bien réveillé. Prendre sa douche, s'habiller, jouer quelques minutes avant le petit déjeuner peuvent éveiller son appétit.

■ Faites-le mastiquer !
Les grosses pommes au goûter, les bâtonnets de carottes à tremper dans une sauce au yaourt, la salade de céleri, les épis de maïs le rassasieront sans lui faire prendre de poids.

■ Le service à l'assiette ou au verre évite les mauvais réflexes qui consistent à saucer le fond d'un saladier avec un morceau de pain, à finir le petit bout de fromage restant ou le fond de la bouteille de lait.
Pour le goûter, faites de même en répartissant quelques biscuits sur une assiette plutôt que de laisser l'enfant se servir directement dans le paquet, qu'il finira par réflexe plus que par faim.

■ S'il n'a rien mangé à la cantine, pour tenir le coup sans grignoter jusqu'au dîner, recommandez-lui de forcer sur les produits protéinés au goûter (lait, yaourt, jambon, céréales, pain...), qui sont de vrais coupe-faim, à l'inverse des aliments très sucrés qui donnent un coup de fouet bref et incitent à manger encore.

■ Veillez à ce que votre enfant mange au goûter au moins deux aliments non transformés comme, par exemple, un morceau de pain, un fruit et un yaourt ou du fromage blanc à la confiture avec un verre d'eau.

■ Pour l'intéresser à de nouveaux aliments et lui faire découvrir des saveurs d'ailleurs, chargez-le de faire de petits ajouts alimentaires qui agrémenteront les plats : quelques dés d'avocat avec les tomates, des copeaux de parmesan sur ses pâtes, des pistaches dans une salade d'oranges, des amandes grillées et des raisins secs dans le riz.

■ Pour limiter sa consommation de boissons sucrées, diluez-les avec de l'eau citronnée, ou préparez-lui des cocktails « maison » à base de yaourt et de lait aromatisé. Créez des sodas « sains » en additionnant quelques gouttes de sirop à de l'eau pétillante.

■ Si c'est un fan de hamburger, faites-les ensemble. Vous l'aiderez à cuire la viande hachée, il n'aura plus ensuite qu'à fabriquer les hamburgers en répartissant la viande, la tranche de fromage, les lanières de salade, les rondelles de tomates entre deux larges tranches de pain de campagne ou dans un petit pain acheté chez le boulanger.

■ Si c'est un fan de pizza, apprenez-lui à bien garnir la sienne. Plutôt que d'acheter une pizza dégoulinante de fromage et trop riche (merguez, viande, chorizo), achetez une pâte à pizza et garnissez-la ensemble avec des tomates, de la mozzarella, puis ajoutez deux tranches de jambon coupées en lanières et quelques olives avant de la faire cuire au four.

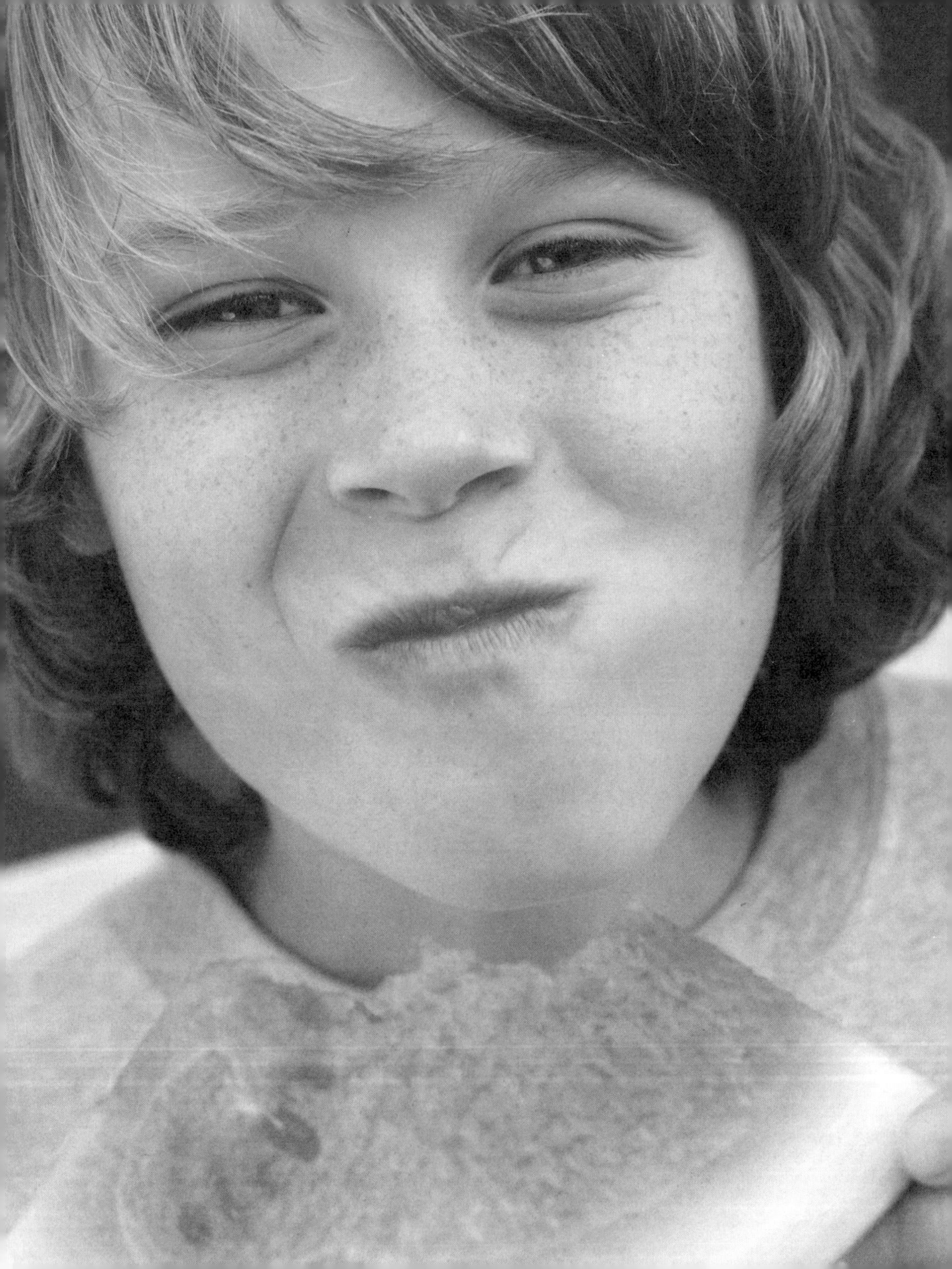

Les aliments bons pour la tête et les jambes

Manger, c'est bon pour le cerveau ! Ça rend vif d'esprit et bien dans sa peau. Et il est judicieux d'en avertir le principal intéressé : votre écolier ! Informez-le que les aliments qu'il met dans son assiette à la cantine, qu'il grignote au goûter ou rechigne à manger le soir ont une influence sur sa santé, son moral, mais également sur sa mémoire et sa concentration. Faites le ménage dans son assiette pour qu'il n'associe pas uniquement le plaisir de manger aux pizzas, chips et sodas ! Sans pour autant diaboliser le gras, si utile au bon développement de son cerveau. Vous aurez alors le plaisir de le voir se construire et s'épanouir en croquant la vie à pleines dents !

Cerveau en compote !

Manger pour bien apprendre

La maîtresse d'**Emmanuel, 9 ans**, s'inquiète pour son élève, qu'elle trouve très inattentif et facilement irritable… Elle connaît bien ce genre de coup de fatigue, courant chez ses élèves. Et elle conseille aux parents d'Emmanuel de revoir un peu les habitudes alimentaires de leur garçon.

Sa maman choisit le moment où il doit préparer un exposé sur le cerveau pour l'orienter vers un sujet qui pourrait l'aider à mieux manger. « Et si tu le faisais sur les aliments qui sont nécessaires pour bien faire fonctionner le cerveau ? », lui glisse-t-elle. Les recherches, les fiches, le tableau des nutriments… Emmanuel devient vite incollable sur le sujet. Et mine de rien reprend goût aux plats familiaux de viande et de poisson. Il conseille même à son papa de manger, comme lui désormais, des barres de céréales aux noix et des amandes, excellentes contre le stress, et conseille à sa maman qui se plaint de perdre la mémoire des aliments riches en fer !

Expliquer comment le corps fonctionne, analyser les caractéristiques de la nourriture qu'on avale quotidiennement, c'est passionnant ! Cela aide les enfants à prendre au sérieux leur alimentation et à leur faire comprendre que la consommation excessive d'un seul groupe d'aliments provoque un déséquilibre, tandis qu'une alimentation variée répond à leurs besoins tant physiques qu'intellectuels.

bon à savoir

Les matières grasses constituent une source d'énergie concentrée indispensable au bon développement du cerveau et du système nerveux de l'enfant.

Alerte au régime !

Gérer les petits kilos en trop

Élodie, 8 ans, a quelques kilos en trop qui pèsent souvent très lourd lorsque ses camarades d'école la taquinent à ce sujet à la piscine. Depuis quelque temps, elle mange peu à table, refuse tout ce qui est gras, dit qu'elle est « au régime » et ne prend plus de dessert !

« Stop à l'obsession du poids ! Car manger gras, c'est bon pour le cerveau et les repas que je prépare ne font pas grossir, lui explique sa maman. En revanche, dîner légèrement et grignoter ensuite des biscuits light n'est pas la bonne solution. » Elle confie à sa petite fille qu'elle aussi devrait faire attention car, sans s'en rendre compte, elle grignote trop en préparant le repas. Ensemble, elles décident de se lancer un grand défi : la maman n'avalera rien avant le dîner et Élodie ne grignotera plus le soir. Le pari est perdu deux jours plus tard par la maman, surprise par sa comparse en train de croquer une olive en préparant la salade. Comme promis, elle emmènera la gagnante du pari à la piscine !

Apporter de la « légèreté » à un problème de surpoids et proposer des solutions ludiques permet de rassurer l'enfant et lui montre que, même si vous êtes attentif à son problème, il ne vous inquiète pas. À l'inverse, les régimes sont à proscrire, car ils vont inciter l'enfant à développer une préoccupation exagérée face à la nourriture.

Les mots qui font du bien

« **Ne t'inquiète pas, tu vas grandir et t'affiner.**

Chez nous, on ne fait pas de régime, on mange de tout mais en quantité raisonnable !

Bravo ! Même si c'est difficile, tu as réussi à ne pas te resservir. »

Malbouffe attitude

Apprendre à manger lentement

Sandrine, 10 ans, et son grand frère Marin passent de moins en moins de temps à table. Tous deux engouffrent au plus vite ce qu'ils ont dans leur assiette, pressés de retourner jouer à la console ou d'écouter les messages du téléphone portable qui bipe en permanence.

Pour améliorer ces repas où leurs enfants mangent trop vite et se plaignent ensuite d'avoir l'estomac lourd, leurs parents optent pour la manière forte. Tous les portables de la maison et la télévision, qui parfois reste allumée, sont éteints. Pour prendre le temps de se parler, on fait ensuite comme au restaurant : parents et enfants discutent en attendant un peu entre l'entrée, le plat et le dessert. L'ambiance s'en ressent dès le premier soir, les enfants adorent les entrées variées, la fondue chinoise, le fromage et les noix que « l'on décortique pendant des heures », comme le fait remarquer Sandrine rayonnante, qui déclare ne pas avoir fait un repas aussi sympa depuis longtemps !

Les bonnes habitudes
- Manger un peu de tout.
- Ne pas accepter que l'enfant passe commande de ses menus.
- Découvrir de temps en temps de nouveaux aliments.

Lorsqu'on mange trop vite, le cerveau n'a pas le temps de mettre en place le phénomène de satiété qui stoppe la faim. C'est pourquoi il est nécessaire de proposer souvent aux enfants des aliments qui se mâchent, se mastiquent, se décortiquent et permettent de ralentir le rythme du repas. Sans mastication, le cerveau est incapable d'envoyer le signal de satiété à la bouche.

testé et approuvé

■ Évitez de catégoriser devant votre enfant les aliments comme bons ou mauvais. Tout ce que vous lui donnez à manger est bon à condition qu'il respecte la quantité adéquate au moment désiré.

■ Le priver de dessert parce qu'il s'est mal conduit ou n'a pas fini son assiette risque de fausser sa perception du repas. Le dessert n'est pas un aliment-réconfort ni une récompense, mais un aliment tout aussi important que l'entrée ou le plat principal.

■ Veillez à varier les textures, à ne pas toujours servir du steak haché, des beignets de poulet et des bâtonnets de poisson, au risque de voir votre enfant devenir un mangeur passif qui n'appréciera que les aliments mous car ils sont plus faciles à manger.

■ Parler à table d'autre chose que de nourriture, c'est important, et c'est aux parents d'imaginer des conversations qui intéressent les enfants. Le mieux est de laisser chacun raconter le meilleur moment de sa journée, de collecter les infos et faits divers rigolos. Inviter des camarades de classe à dîner permet aussi de créer une ambiance sympathique pendant le repas.

■ Évitez de demander à votre enfant de finir son assiette. S'il mange alors qu'il n'a plus faim, il risque de perdre les repères de satiété. Il mangera trop et fera ensuite de même lorsqu'il se servira seul en se sentant « obligé » de terminer le paquet de biscuits qu'il aura pris pour son goûter.

■ Les dîners trop légers encouragent les grignotages de l'après-dîner. Il est ensuite plus difficile de s'endormir avec l'estomac encombré. Les déjeuners légers amènent à faire des goûters-repas trop copieux.

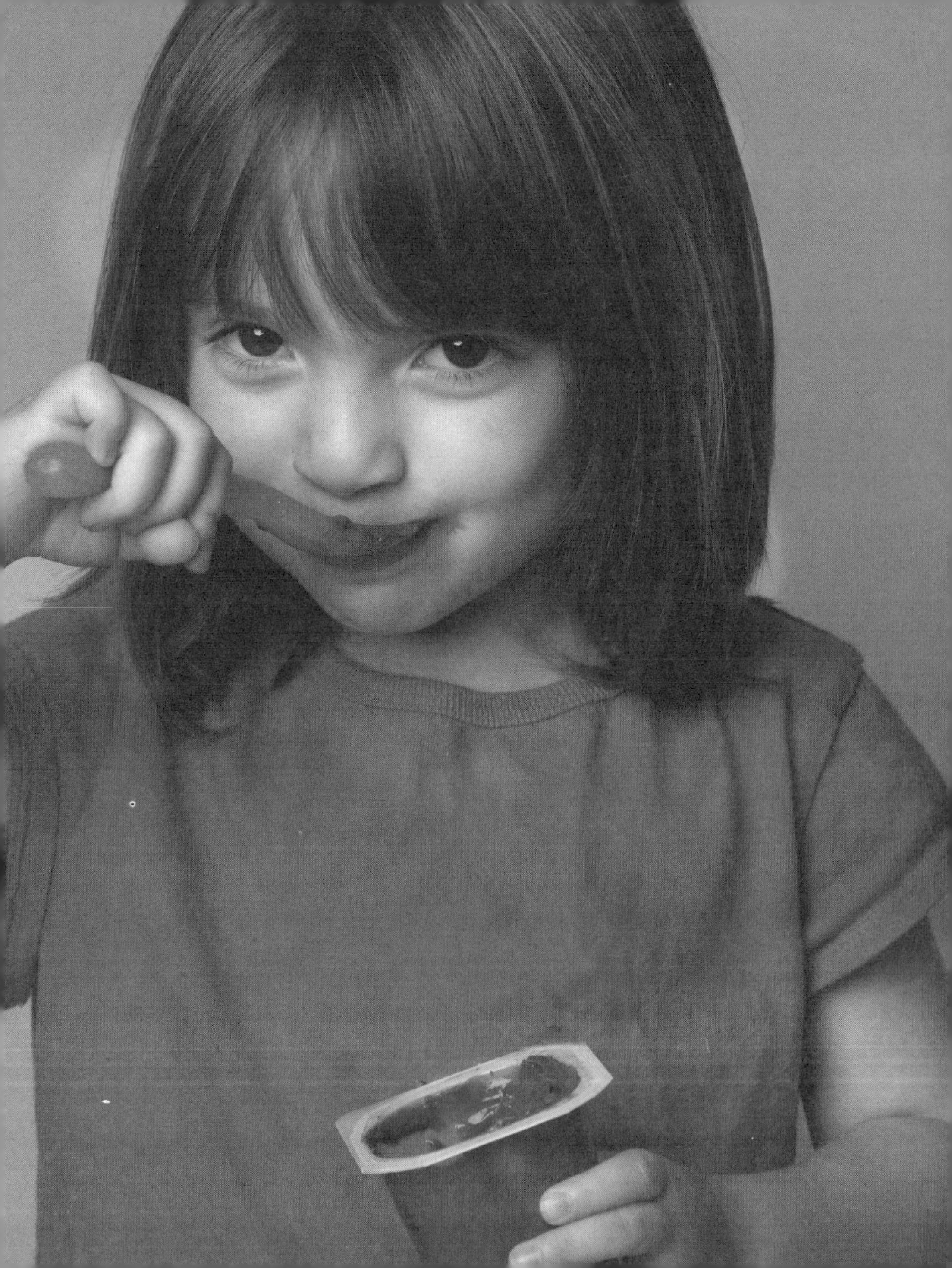

Nourriture et émotions

SOULAGÉ D'AVOIR RÉUSSI UN CONTRÔLE, un peu déprimé, stressé par un exposé… face aux émotions, l'enfant a souvent tendance à choisir la solution de facilité. Celle qui consiste à se réconforter à grands coups de biscuits, de chips ou de bonbons… Et l'on peut aisément comprendre qu'il ne soit pas de taille à lutter devant ces jolis petits sacs de friandises que l'on peut si facilement acheter à l'épicerie du coin ou trouver dans le placard de la cuisine. Expliquer à son enfant que manger sans avoir faim pour combler un manque ne va pas servir à grand-chose… Mieux vaut l'amener à ne pas systématiquement lier grignotage et affect en lui apportant ce dont il a le plus besoin à ce moment-là : une cure d'attention et de tendresse !

Réconfort au chocolat

Manger pour combler un vide affectif

Alice, 9 ans, vit une période un peu difficile. Ses parents ont déménagé en cours d'année et elle a du mal à s'habituer à sa nouvelle école. Dès qu'elle rentre à la maison, elle se venge sur la nourriture et fait en particulier une consommation excessive de chocolat !

Son papa, surpris de découvrir dans la poubelle un si grand nombre d'emballages de tablettes, décide alors d'aider Alice à transformer cette « addiction au chocolat » en créativité culinaire. Il la charge de préparer un dessert rigolo au chocolat pour le prochain dîner. La gourmande est ravie de sa nouvelle occupation. Les compliments fusent lorsqu'elle apporte son dessert chocolaté, et c'est à sa maman de lui commander pour le lendemain un autre dessert délicieux avec des fruits !

Plutôt que de marquer sa désapprobation face au mauvais comportement alimentaire d'un enfant, il est excellent, comme le fait ce papa, de redonner immédiatement sa vraie place à la nourriture. Préparer un bon dessert et le partager en famille stoppera plus naturellement le grignotage que punitions et privations.

bon à savoir

Après l'absorption de glucides (le sucre), le cerveau fabrique de la sérotonine, un neurotransmetteur important pour la régulation de nos émotions qui atténue le stress.

Croc-télé

Grignoter devant la télé

Léonard, 7 ans, a pris depuis quelque temps une mauvaise habitude : dès qu'il commence à regarder la télé, une faim subite le prend et il file à la cuisine pour piocher un petit quelque chose dans le frigo. Puis il grignote sans s'arrêter devant son émission préférée.

Son papa – qui dessine très bien – affiche sur la porte du frigo un « avis de recherche de grignoteur » et offre une récompense à tout « chasseur » surprenant dans sa maison un être humain en train de manger en dehors des repas. Léonard est vite repéré par sa sœur, ravie de la récompense : une partie de chat perché avec son papa. Léonard, lui, « coincera » son papa dès le lendemain au retour des courses. Il a en effet largement entamé la baguette de pain et en sera quitte pour une partie de bagarre avec son « chasseur de grignot' ».

Lancer un jeu familial pour contrer les mauvaises habitudes, c'est efficace, surtout si la récompense est bien pensée ! Car se bagarrer gentiment, faire un concours de tir au but ou jouer à chat perché avec son papa permet de suivre à la lettre les conseils pour éviter le surpoids : manger moins et bouger plus !

La télé nourrit les émotions et favorise la sédentarité des enfants (or moins on fait d'activité physique, plus la prise de poids est rapide).

Elle encourage à grignoter (et plus on est distrait, moins on reconnaît la sensation de satiété).

Après l'effort, le réconfort ?

Les récompenses alimentaires

Renaud, 8 ans, est très costaud. C'est heureusement un grand sportif et, grâce à cela, il évite de justesse le surpoids. Mais c'est aussi un habitué des distributeurs de boissons et autres snacks qu'il achète avec son argent de poche car, comme il le dit si bien, « il n'y a pas de mal à se faire plaisir après s'être autant dépensé ! ».

Ses parents savent bien qu'il est difficile d'interdire à leur garçon de faire comme ses camarades qui se jettent tous sur le distributeur après le sport. Mais ils veulent néanmoins stopper la mauvaise habitude. Ils utilisent un argument massue : le prix exorbitant de ces petits snacks en libre-service ! Renaud est vite convaincu lorsque sa maman lui fait comparer ses dépenses gourmandes mensuelles avec le prix du skate qu'il rêve d'avoir. Il n'en revient pas et, en bon consommateur, choisit d'économiser son argent de poche pour s'offrir une nouvelle planche à roulettes, plutôt que de céder à la tentation sucrée !

La crêpe à la sortie de l'école pour fêter une bonne note, la sucette dès qu'il vous aide à porter les courses, la petite pièce pour s'acheter un sac de chips après la piscine... Les petits « bonus » alimentaires sont nombreux dans la semaine d'un enfant. Attention ! Ils vont lui donner le réflexe de manger en dehors des repas, même lorsqu'il n'a pas faim.

Les mots à ne pas dire :

« **Arrête de manger, tu vas grossir !**

Ne te plains pas de grossir, tu n'arrêtes pas de manger !

Tu n'as rien de mieux à faire que de toujours manger ? »

testé et approuvé

■ La télé lui donne envie de grignoter ? « Calez-le », avant qu'il n'aille regarder sa série télé, en lui faisant boire un grand verre d'eau bien fraîche.

■ Manger salé entraîne souvent des envies de boisson sucrée. Évitez de laisser à portée de main des petits gâteaux pour l'apéritif. Et ne salez pas trop vos plats, car eux aussi peuvent susciter des envies de desserts très sucrés.

■ Ne vous laissez pas piéger par les mini-glaces et autres friandises miniatures, si petites que les enfants sont toujours tentés d'en manger plusieurs, et préférez les sorbets aux fruits aux glaces, très riches en sucre et en crème.

■ Plutôt que de laisser un enfant piocher à volonté dans un paquet de biscuits ou un pot de pâte à tartiner, sortez votre vaisselle ! L'assiette avec quatre biscuits, la coupelle avec deux cuillères de crème au chocolat limiteront efficacement les petits écarts qui font que, sans faire attention, on finit le paquet de biscuits et en mange ainsi quatre fois plus que nécessaire.

■ Quand il n'y a pas de soda dans le frigo, les enfants n'en boivent pas ! Faites le ménage dans vos placards, achetez moins de paquets de biscuits, bourrez votre frigo de yaourts nature, de fromage blanc, de bouteilles d'eau pétillante et ayez toujours des pommes dans la corbeille à fruits.

■ N'interdisez pas les friandises, au risque que votre enfant les associe à des aliments désirés et attirants et les mange ensuite en cachette en culpabilisant. Autorisez la gourmandise familiale partagée, amusez-vous avec lui à faire des expériences gustatives : des glaçons au soda, une fondue de fruits au chocolat, pour lui montrer que la nourriture est avant tout un plaisir partagé.

Questions experts

Dr Prévost Jantchou, gastropédiatre

Un enfant entre 6 et 10 ans peut-il avoir des « carences alimentaires » ?

Bien sûr. Si son alimentation est déséquilibrée, on peut retrouver des carences en vitamines, en fer et en minéraux.

Les remarques du genre « Ne mange pas trop, tu vas grossir ! » ou la suppression du dessert peuvent-elles conduire à des troubles du comportement à l'adolescence, comme la boulimie ou l'anorexie ?

L'anorexie et la boulimie sont des troubles graves du comportement alimentaire dont la fréquence est croissante en France. Ces troubles concernent de plus en plus souvent des adolescents jeunes, voire des enfants. Leur développement est en grande partie lié à la mode de la minceur excessive qui conduit l'enfant ou l'adolescent à désirer un poids inférieur à son poids physiologique. Une attitude stricte des parents autour de l'alimentation peut renforcer ce phénomène et entraîner des blocages radicaux.

L'éducation alimentaire commence très tôt dans la petite enfance. Les comportements des parents à table sont importants, tout autant que les discours et interdits.

Est-ce que l'obésité infantile gagne vraiment du terrain en France et dans les pays « riches » ?

Dans les pays industrialisés, l'obésité infantile a augmenté au cours des dernières décennies puis se stabilise actuellement, depuis 2002 environ. En France notamment, sur les dernières enquêtes réalisées, l'obésité infantile concerne en moyenne 15 % des enfants. La grande majorité des enfants à risque d'obésité sont des enfants génétiquement programmés pour devenir obèses. Mais l'environnement alimentaire et social favorise de manière significative la survenue d'une obésité.

Danièle Holtzer, diététicienne

Les matières grasses ont-elles un effet bénéfique sur la santé des enfants ? Pourquoi vante-t-on depuis plusieurs années les omégas 3 ?

Un des rôles des matières grasses est d'apporter suffisamment de calories à l'organisme. La ration alimentaire doit contenir chez l'enfant au moins 35 % de lipides pour atteindre la valeur énergétique nécessaire à sa croissance. Une partie de ces matières grasses qu'on appelle acides gras essentiels ne peut être

fabriquée par l'organisme et doit être apportée par certains aliments.
Les omégas 3 en font partie. Ils jouent un rôle important dans la croissance, dans la structure des cellules neuronales, dans l'acuité visuelle, dans la structure de la peau et dans la lutte contre les maladies cardio-vasculaires.
Leurs sources principales sont les poissons (thon, saumon, hareng, flétan, sardines) et les huiles végétales (colza, soja, noix, germe de blé).

Peut-on raisonnablement accepter le choix d'un enfant qui veut devenir végétarien ?

La suppression systématique d'un ou de plusieurs aliments de la ration journalière ne constitue pas un acte banal. Pour adopter ce type d'alimentation, il faut avant tout intégrer les bases d'une alimentation équilibrée.
S'il s'agit d'un régime strict dit végétalien, l'alimentation n'est pas du tout adaptée à l'enfant. S'il s'agit d'une alimentation sans viande, il est possible d'équilibrer la ration de protéines, fer et calcium avec du lait, du poisson et des œufs, des céréales et des graines. Mais cette pratique demande un suivi médical régulier.

Marie Repelin, enseignante en école élémentaire

Est-ce que les équipes qui entourent les enfants à la cantine les « forcent » à manger de tout ? Ou, au contraire, est-ce l'enfant qui choisit seul ce qu'il a envie de manger ?

Les élèves de cycle II sont servis à table par du personnel de service qui leur propose les plats. On donne aux enfants une petite quantité de tout, même s'ils n'aiment pas, mais ils ne sont pas « forcés » de manger. À partir du cycle III, les enfants choisissent leurs plats. Comme je suis enseignante en CM2 et que je les accompagne, je connais bien leurs habitudes !

Ils sont peu nombreux à prendre une entrée. La charcuterie remporte le plus de succès ainsi que les crudités classiques (tomates ou carottes) mais les endives, betteraves ou la salade verte sont très rarement choisies ! Puis les enfants ont le choix entre deux plats, l'un des deux comprenant toujours un « légume vert ». Les pommes de terre, les pâtes ou le riz remportent la majorité des suffrages, mais certains enfants (rares) demandent des haricots ou des courgettes. Enfin, ils ont le choix entre laitage et fromage et un dessert.

Nous surveillons les enfants au moment du choix pour éviter la bousculade et les plateaux trop déséquilibrés – juste des frites par exemple. Nous leur demandons de prendre au moins trois mets différents, mais nous ne les forçons pas à prendre quelque chose qu'ils ne mangeraient pas ! Une fois à table, les enfants mangent la quantité qu'ils veulent.

Ce qui me frappe est que les plus jeunes déjeunent très vite car ils ont hâte d'aller jouer alors que les plus grands s'installent et vivent déjà le repas comme un moment convivial.

boîte à outils

Petites idées « coups de pouce », exercices de relaxation pour réguler l'appétit, petits jeux de questions-réponses, tableaux destinés à améliorer les comportement alimentaires... Piochez dans la boîte à outils de l'alimentation !

Bien manger sans trop se casser la tête

Décrypter les bons produits... et les autres.

- Adoptez la méthode la plus rapide pour lire les étiquettes : plus la liste de la composition d'un produit alimentaire est longue, moins il est bon pour la santé de votre enfant !
- Colorants, additifs, conservateurs, pour s'y retrouver dans les E, sachez que ceux de la famille des E100 sont des colorants, 200 les conservateurs,300 les anti-rancissement et acidifiants, 400 les émulsifiants. Et la bonne règle pour qu'ils n'envahissent pas trop nos assiettes est de ne s'autoriser que quelques E par produit.
- Fuyez les « arômes » : bacon, oignon, barbecue, qui font perdre les repères correspondant au goût naturel des aliments. À l'inverse n'hésitez pas à acheter des conserves de poisson. Le thon, les sardines, le saumon sont bourrés d'omégas 3 et ne nécessitent presque aucune préparation.

- Traquez les acides gras trans. Ce sont des graisses transformées par l'injection d'hydrogène dans de l'huile, pour en faire une pâte crémeuse. Elles servent à donner du moelleux aux gâteaux, viennoiseries et biscuits. Étiquetés « graisses végétales hydrogénées » ces produits ont un effet négatif sur la santé.
- Sélectionnez les fruits et les légumes en fonction de leur couleur. Les plus colorés, vert foncé, orange, rouges… sont les plus vitaminés.
- Méfiez-vous des desserts et biscuits contenant des faux sucres. Ils ont souvent l'effet inverse de ce qui est recherché en habituant l'enfant à n'aimer ensuite que des aliments au goût extrêmement sucré.

Régalez-vous en cuisinant facile

Planifier les repas pour se faciliter la vie.

- Cuisinez plusieurs repas en une fois en préparant un pot-au-feu en grande quantité. Son bouillon servira le lendemain pour faire un risotto ou des tortellinis, les restes de viande seront hachés le surlendemain pour un hachis parmentier ou une sauce bolognaise maison.
- Préparez la soupe ou les purées en grande quantité. Congelez le surplus en le répartissant dans des petits sacs congélation.
- Pour éviter de vous mettre en cuisine chaque soir, faites des échanges de plats entre amis. La daube préparée pour huit fera un succulent repas pour votre famille et la voisine, une maman en solo et ses deux enfants. Vous n'aurez plus ensuite qu'à attendre de déguster son fameux couscous du vendredi !

- Instaurez une soirée pique-nique, une fois par semaine, le mercredi ou le vendredi soir. Les enfants seront ravis et pourront facilement vous donner un coup de main.
- Pour éviter la bousculade et le stress du matin, préparez le petit déjeuner la veille. Réservez un étage du frigo pour la bouteille de jus de fruits, les céréales dans les bols, les tranches de fromage ou de jambon dans une assiette… le tout recouvert d'un film alimentaire.

Mise en bouche !

Petits jeux pour limiter l'attente avant de passer à table (2-7 ans).

Jeu des fruits et légumes

Les enfants marchent lentement dans la pièce. Lorsque vous dites « poireau », ils lèvent les bras au ciel en continuant à marcher, « patate », ils s'asseyent par terre, « pop-corn », ils sautent comme des puces, « noix », ils font semblant de craquer des coquilles entre leurs mains jointes…

Jeu de l'affamé

L'un des joueurs, l'« affamé », marche accroupi en tentant d'attraper les autres enfants ou le parent disponible, qui sont des « poulets rôtis ». S'il réussit à toucher un « poulet », celui-ci devient lui aussi un « affamé » et ensemble ils tentent d'attraper le « poulet rôti » restant.

Bien dans son assiette !

Jeux de relaxation pour réguler l'appétit (2-10 ans).

- Faites ce petit exercice le même nombre de fois que l'âge de votre enfant :
  Assis à table, bien droit, l'enfant a les mains croisées sur son ventre. Il inspire lentement tout en éloignant ses mains jointes comme si un gros ballon se gonflait entre son ventre et ses bras, puis il ramène ses mains vers lui en expirant, comme s'il appuyait sur le ballon imaginaire pour le dégonfler.
- On peut aussi tout simplement faire une dizaine de gros soupirs en haussant les épaules !

Marche anti-casse-pieds !

But du jeu : évacuer les petits problèmes de surpoids (5-10 ans).
Temps conseillé : 30 minutes chaque jour.

- **La marche habile**, en ne marchant jamais sur les lignes délimitant les pavés d'un trottoir.
- **La marche animalière** en alternant 10 pas de souris, 10 pas d'éléphant.
- **La marche Petit Poucet** en ramassant un petit caillou tous les 50 pas au cours d'une balade à la campagne.

- **La marche ni oui ni non**, où, tout en marchant avec un parent, on joue à se poser des questions. Celui qui répond oui ou non doit marcher en se mettant pendant 5 minutes une main sur la tête.
- **La marche des 100 pas**, où l'on demande au parent qui accompagne de faire un grand sourire à l'inconnu qu'il croise chaque fois que l'on a fait 100 pas.
- **La course d'endurance** pour aller à l'école : le parent et l'enfant adoptent un rythme d'endurance, à petites foulées. Un premier exercice de sport matinal commun !

L'atelier des légumes

But du jeu : inciter les enfants à aimer les légumes (3-10 ans).

- **Atelier science**
  Avec une grosse loupe faites observer à votre enfant une fine tranche de concombre, montrez-lui comment on évite à un avocat de s'oxyder en le citronnant, et incitez-le à goûter à ce qu'il manipule.
- **Atelier jardinage**
  Plantez dans une jardinière des herbes aromatiques (ciboulette, persil, basilic...), votre enfant sera ravi de s'en occuper, d'en faire la cueillette et de les déguster ensuite hachées dans sa salade.
- **Atelier musique**
  Jouez avec à écouter les bruits que vos enfants font avec leur bouche en croquant un radis, un bâtonnet de carotte, du céleri... pour décerner un prix au meilleur croqueur de légumes.
- **Atelier du goût**
  Préparez des bâtonnets de légumes frais et différents ingrédients

(yaourt, petit-suisse ou fromage frais à tartiner, jaune d'œuf dur écrasé, ciboulette hachée...) et demandez-lui de créer une sauce à son goût.

▸ **Atelier beauté**
Posez de fines rondelles de concombre sur son visage pour l'adoucir, un peu de jus de betterave sur les lèvres pour les rosir, des rondelles de tomate pour calmer la brûlure d'un coup de soleil.

Quiz de la bonne forme (5-10 ans)

▸ **Quelle quantité d'eau doit-on boire par jour ?**
☐ 1 verre ○ 6 verres ☐ 20 verres

▸ **Quels sont les aliments qui contiennent le plus d'eau ?**
☐ les pâtes ○ les fruits ☐ les yaourts

▸ **Dans quels aliments trouve-t-on le plus de fibres ?**
○ les fruits et légumes ☐ la viande ☐ les produits laitiers

▸ **Les nutriments sont :**
○ les vitamines et sels minéraux contenus dans les aliments
☐ les aliments peu ou pas transformés (fruits, légumes, céréales, viandes, poissons)
☐ les produits auxquels on a ajouté des vitamines

▸ **Pourquoi ne faut-il pas abuser du sucre ?**
○ parce qu'il est dense en énergie mais ne contient pas de nutriments
☐ parce qu'il est trop riche en fibres

▸ **Pour remplacer le lait on peut manger :**
○ du fromage ○ des yaourts ☐ du beurre

☐ = faux ; ○ = vrai
Plus de 4 ☐ : peut mieux faire ! Moins de 3 ☐ : bravo !

Crédits photos : Shutterstock p. 2-3 Nicoletta ; p. 8 Beth-Van-Trees ;
p. 14-15 Petrenko Andriy ; p.16 Vojtech Vik ; p. 22 Semenoop ;
p. 28 Dainis ; p. 38 Olga Solovei ; p. 42-46-66 Laurence Mouton ;
p. 54 Marc Evis ; p. 64 Larisa Lofitskay ; p. 74 Suzanne Tucker ; p.80 : Malibu Books.

Direction éditoriale : Céline Charvet
Coordination éditoriale : Astrid Desbordes
Conception graphique : Jean-François Saada et Laurence Ningre

Cet ouvrage a été réalisé avec la collaboration d'Élisabeth Privat et d'Isabelle Raffner.

collection les petits guides parents

Également disponibles :

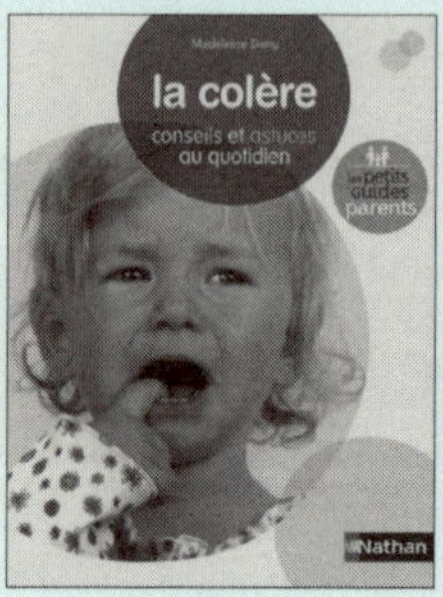

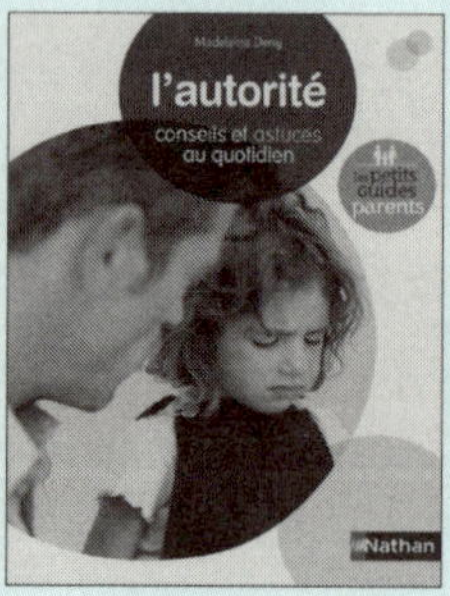

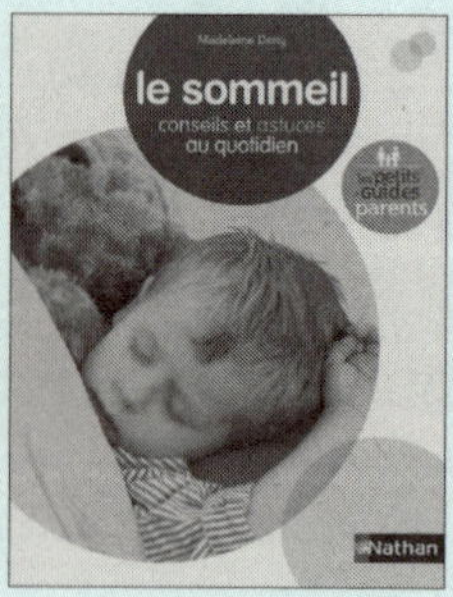

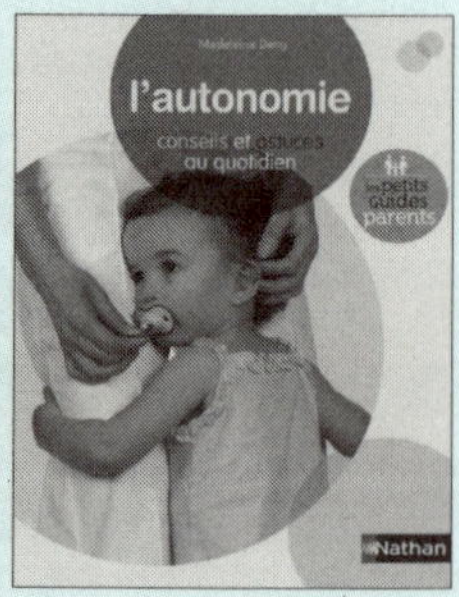

Achevé d'imprimer en mai 2009
sur les presses de la Nouvelle Imprimerie Laballery
58500 Clamecy - N° 904069